Sommario

Introduzione

- **La prevenzione come fondamento di una vita attiva e salutare.**

L'introduzione alla prevenzione come fondamento di una vita attiva e salutare pone le basi per un approccio comprensivo alla salute che va oltre la semplice assenza di malattia, enfatizzando la qualità della vita, la vitalità e il benessere generale. Questo concetto si radica nella comprensione che la salute non è soltanto uno stato fisico ma un equilibrio dinamico che coinvolge aspetti alimentari, fisici e psicologici.

Alimentazione

Una dieta bilanciata e nutritiva è il primo pilastro su cui costruire una solida strategia di prevenzione. Alimenti ricchi di nutrienti, come frutta, verdura, cereali integrali, proteine magre e grassi sani, forniscono l'energia e le sostanze essenziali per il corretto funzionamento dell'organismo. La scienza ha dimostrato che alcuni alimenti hanno proprietà particolarmente benefiche, capaci di contrastarc l'infiammazione, ridurre il rischio di malattie croniche e potenziare il sistema immunitario.

Esercizio Fisico

Il movimento è vita. L'attività fisica regolare sostiene non solo la salute fisica, attraverso la gestione del peso e la prevenzione delle malattie cardiovascolari, ma rafforza anche la salute mentale. L'esercizio stimola la produzione di sostanze chimiche nel cervello che promuovono sensazioni di benessere, migliorano l'umore e riducono lo stress, l'ansia e il rischio di depressione. L'impatto dell'esercizio fisico sulla funzione cerebrale e sulla salute mentale sottolinea la profonda interconnessione tra mente e corpo.

Benessere Psicologico

Il benessere psicologico, il terzo pilastro della prevenzione, è intrinsecamente legato alla salute fisica. Pratiche come la mindfulness e la meditazione non solo promuovono la tranquillità e la gestione dello stress ma influenzano positivamente la salute fisica. La capacità di gestire lo stress, mantenere relazioni positive e coltivare un atteggiamento positivo ha ripercussioni tangibili sul benessere generale e sulla prevenzione delle malattie.

L'adozione di uno stile di vita che integra una nutrizione consapevole, l'esercizio fisico regolare e la cura della salute mentale ed emotiva rappresenta un investimento nel proprio futuro, un modo per vivere pienamente ogni giorno con energia e vitalità. Questo approccio olistico alla salute e al benessere sottolinea l'importanza di prendersi cura di sé in modo completo, riconoscendo che ogni aspetto della nostra vita contribuisce al nostro stato di salute complessivo.

- **Un viaggio attraverso la scienza dei cibi e i benefici dell'esercizio fisico.**

Il viaggio attraverso la scienza dei cibi e i benefici dell'esercizio fisico ci porta a esplorare come questi due elementi fondamentali interagiscono per promuovere una salute ottimale.

La Scienza dei Cibi

La nutrizione ha un impatto profondo sul nostro benessere. Alimenti ricchi di nutrienti essenziali supportano le funzioni del corpo a livello cellulare e sistemico. Ad esempio, "The China Study" illustra come una dieta basata su alimenti vegetali possa influenzare positivamente la salute, riducendo il rischio di malattie croniche e migliorando l'equilibrio calorico. Questo studio sottolinea anche l'importanza dell'attività fisica come complemento alla nutrizione per il controllo del peso corporeo e la promozione della salute generale.

Benefici dell'Esercizio Fisico

L'esercizio fisico non solo aiuta a mantenere un peso corporeo sano ma ha anche effetti benefici sulla salute mentale. Il libro "Spark: The Revolutionary New Science of Exercise and the Brain" di John Ratey esplora in profondità questi concetti, evidenziando come l'esercizio fisico migliori la funzione cerebrale, combatta l'ansia e la depressione, e influenzi positivamente la salute mentale complessiva. Questi benefici sono attribuiti alla capacità dell'esercizio fisico di elevare i livelli di neurotrasmettitori e altri fattori neuroprotettivi, che a loro volta supportano la neurogenesi e la plasticità cerebrale.

L'Interazione tra Nutrizione ed Esercizio Fisico

La correlazione tra nutrizione ed esercizio fisico è evidenziata dall'effetto sinergico che hanno sulla salute. Una dieta equilibrata fornisce il carburante necessario per l'attività fisica, mentre l'esercizio fisico ottimizza l'utilizzo dei nutrienti e potenzia i benefici della dieta sull'organismo. Questa interazione crea un ciclo virtuoso in cui nutrizione ed esercizio fisico lavorano insieme per migliorare la salute fisica e mentale.

Questo viaggio attraverso la scienza dei cibi e i benefici dell'esercizio fisico rivela l'importanza di adottare uno stile di vita olistico che integri una nutrizione consapevole e un'attività fisica regolare. L'approccio combinato non solo previene lo sviluppo di malattie croniche ma contribuisce anche a una sensazione generale di benessere e vitalità, dimostrando che la salute è il risultato di scelte quotidiane consapevoli riguardanti la dieta e l'attività fisica.

Capitolo 1: La Chimica della Salute

- **Fondamenti chimici dell'alimentazione: Impatti e interazioni.**

Il Capitolo 1, focalizzato sulla "Chimica della Salute", ci porta in un viaggio approfondito attraverso i principi chimici che stanno alla base dell'alimentazione e come questi influenzano in maniera significativa ogni aspetto della nostra salute. L'esplorazione di questo ambito svela la complessa interazione tra i nutrienti presenti negli alimenti e il loro impatto sul funzionamento del nostro organismo.

La Ricchezza Chimica degli Alimenti

Gli alimenti che introduciamo nel nostro corpo sono veri e propri tesori di composti chimici. Ogni boccone è una miscela complessa di proteine, carboidrati, grassi, vitamine, minerali, fibre, antiossidanti e altri fitonutrienti che, insieme, contribuiscono al nostro benessere generale. Ad esempio, la curcuma, apprezzata non solo come spezia ma anche per le sue proprietà antinfiammatorie, deve le sue virtù al curcuminoide, un composto chimico con effetti benefici dimostrati sulla prevenzione e gestione di condizioni quali l'artrite e alcune malattie neurodegenerative.

Il Ruolo Cruciale dei Micronutrienti

I micronutrienti, sebbene necessari in piccole quantità, sono essenziali per una vasta gamma di funzioni biologiche. Vitamine come la D, cruciale per la salute ossea e la funzione immunitaria, e minerali come il ferro, fondamentale per il trasporto dell'ossigeno nel sangue, sono solo alcuni esempi della varietà di micronutrienti indispensabili per il nostro corpo.

Le Sinergie Nutrizionali

Interessante è il concetto di sinergia nutrizionale, ovvero come la presenza concomitante di certi nutrienti possa amplificarne l'assorbimento o l'efficacia. Un esempio classico è l'assorbimento del ferro non eme (presente nei vegetali), che viene significativamente aumentato dalla presenza di vitamina C nei pasti. Questa interazione sottolinea l'importanza di combinare diversi alimenti per ottimizzare i benefici nutrizionali.

L'Alimentazione e la Prevenzione del Cancro

La relazione tra dieta e prevenzione del cancro è un campo di intensa ricerca. Alimenti ricchi di fibre, come cereali integrali e legumi, sono stati collegati alla riduzione del rischio di sviluppare cancro al colon-retto. Gli antiossidanti, trovati in abbondanza in frutta e verdura, combattono i danni dei radicali liberi, potenzialmente prevenendo lo sviluppo di vari tipi di cancro, inclusi quelli della pelle, del seno e della prostata. Alimenti contenenti licopene, come i pomodori, hanno mostrato potenziali effetti protettivi contro il cancro alla prostata, mentre i cruciferi (ad esempio, cavoli e broccoli) sono noti per le loro proprietà anticancerogene, in particolare contro il cancro al seno, grazie alla presenza di sulforafano.

Discussione

Attraverso questa esplorazione dei fondamenti chimici dell'alimentazione, diventa evidente che la scelta degli alimenti non è solo una questione di soddisfare il fabbisogno calorico quotidiano. È piuttosto una decisione che può influenzare profondamente la nostra salute a lungo termine. L'integrazione di una varietà di alimenti naturali e ricchi di nutrienti nella nostra dieta quotidiana ci permette di sfruttare al meglio le complesse interazioni chimiche a favore del nostro benessere. Questa comprensione approfondita evidenzia la necessità di un approccio più informato e consapevole verso l'alimentazione, riconoscendo il potere che i cibi hanno non solo nel nutrirci ma anche nel proteggerci da malattie e nel promuovere un'ottimale funzionalità del nostro organismo.

- **La chimica dei cibi in modo divertente: Curiosità e aneddoti.**

Approfondendo la chimica dei cibi, possiamo rivelare aneddoti interessanti e fatti piacevoli che ci guidano verso scelte alimentari più salubri e preventive. Ecco alcuni spunti intriganti che dimostrano il potenziale nascosto nei cibi che mangiamo ogni giorno.

La Magia delle Verdure Colorate

La natura ha un modo speciale di segnalare i benefici nascosti nei cibi attraverso i loro colori vivaci. Ad esempio, i peperoni rossi sono carichi di vitamina C, molto più di un'arancia, fornendo un potente boost antiossidante che può contribuire a rafforzare il sistema immunitario e a prevenire malattie croniche.

Benefici Probiotici della Fermentazione

La fermentazione è un'antica pratica culinaria che trasforma gli alimenti e ne amplifica i benefici. Il kefir, ad esempio, è una bevanda fermentata ricca di probiotici che supportano la salute digestiva e possono rafforzare le difese naturali del corpo contro agenti patogeni.

La Trasformazione della Cottura

Cucinare non solo rende i cibi più appetibili ma può anche modificarne la composizione nutrizionale in meglio. Gli asparagi cotti, per esempio, rilasciano più antiossidanti rispetto alla loro forma cruda, compresi composti che supportano la salute del cuore e possono avere proprietà anticancerogene.

Spezie: Una Finestra sulla Prevenzione

Oltre alla curcuma, altre spezie offrono vantaggi significativi. Il peperoncino, per esempio, contiene capsaicina, nota per le sue proprietà termogeniche che possono aumentare il metabolismo e supportare la gestione del peso, oltre a possedere potenziali effetti antinfiammatori.

L'Esplorazione del Gusto Umami

L'umami, grazie a ingredienti come i funghi shiitake, non solo arricchisce i nostri piatti con un profondo sapore di soddisfazione ma può anche contribuire a una dieta equilibrata. Questi funghi sono ricchi di vitamine, minerali e antiossidanti che supportano il sistema immunitario e la salute generale.

Questi esempi evidenziano come un approccio curioso e informato alla chimica dei cibi possa arricchire la nostra dieta quotidiana, non solo dal punto di vista del gusto ma anche per il nostro benessere a lungo termine. Esplorare la scienza dietro gli alimenti che consumiamo può essere un modo efficace per intraprendere un percorso di prevenzione attiva, godendo delle delizie che la natura ha da offrire.

Capitolo 2: I Super Cibi della Prevenzione

- **Gli antiossidanti: eroi nascosti della nostra dieta.**

Nel Capitolo 2, dedicato ai "Super Cibi della Prevenzione", approfondiamo il ruolo fondamentale degli antiossidanti. Questi composti chimici sono veri eroi nella lotta contro i danni ossidativi, avendo la capacità di proteggere le cellule da una serie di malattie croniche.

I Radicali Liberi e il Loro Impatto

I radicali liberi sono molecole instabili che possono causare danni significativi al nostro corpo. Sono generati naturalmente durante il metabolismo cellulare ma anche da fattori esterni come l'esposizione al sole, l'inquinamento e il fumo di sigaretta. Quando i radicali liberi attaccano le cellule, possono danneggiare il DNA, le proteine e i lipidi, un processo noto come stress ossidativo. Questo processo è associato all'invecchiamento e allo sviluppo di diverse malattie, tra cui malattie cardiovascolari, neurodegenerative e alcuni tipi di cancro, come quelli della pelle, del polmone e del colon, dove il danno ossidativo gioca un ruolo cruciale nell'indurre mutazioni cellulari che possono portare alla trasformazione cancerosa.

Gli Antiossidanti: Una Difesa Naturale

Gli antiossidanti contrastano l'azione dei radicali liberi donando loro l'elettrone di cui necessitano per stabilizzarsi, senza diventare a loro volta instabili. Questo meccanismo impedisce ai radicali liberi di danneggiare ulteriormente le cellule.

Vitamina C e il Supporto al Sistema Immunitario

La vitamina C, un antiossidante solubile in acqua, è essenziale per la sintesi del collagene e la riparazione dei tessuti. Trovata in frutti come arance e kiwi, non solo rafforza il sistema immunitario ma protegge anche la pelle dall'invecchiamento precoce neutralizzando i radicali liberi.

Betacarotene: Protezione Visiva e Oltre

Il betacarotene è un antiossidante che il corpo converte in vitamina A, cruciale per la salute degli occhi, la pelle e il sistema immunitario. Presente in alimenti arancioni come carote e zucca, il betacarotene aiuta a proteggere le cellule dallo stress ossidativo, svolgendo un ruolo preventivo contro il cancro al polmone e della pelle, grazie alla sua capacità di combattere i radicali liberi.

Selenio: Supporto Enzimatico Antiossidante

Il selenio è un minerale che agisce come cofattore per gli enzimi antiossidanti, aiutando a neutralizzare i radicali liberi nel corpo. Ricco nelle noci del Brasile, il selenio supporta la funzione immunitaria e può proteggere contro il cancro alla prostata, grazie alla sua azione antiossidante.

Implementare Gli Antiossidanti nella Dieta

Per una protezione ottimale contro i radicali liberi, è essenziale incorporare una varietà di alimenti ricchi di antiossidanti nella nostra dieta. Questo non solo contribuisce a ridurre il rischio di malattie croniche ma promuove anche il benessere generale. Consumare una dieta variegata, piena di frutta, verdura, cereali integrali e fonti di proteine magre, garantisce l'assunzione di un ampio spettro di antiossidanti essenziali per la salute.

Attraverso una comprensione dettagliata dei meccanismi con cui gli antiossidanti proteggono il nostro corpo, possiamo apprezzare l'importanza di una dieta ricca e variata come mezzo di prevenzione attiva contro l'invecchiamento e la malattia. Gli antiossidanti rappresentano una componente fondamentale di una strategia alimentare mirata alla salute a lungo termine, sottolineando il potere del cibo come medicina preventiva.

- **Le fibre e il microbiota intestinale: pilastri della nostra salute.**

Approfondendo il tema delle fibre e del microbiota intestinale, scopriamo come questi elementi siano non solo pilastri fondamentali della nostra salute ma anche agenti attivi nella prevenzione di malattie. Questa sezione del Capitolo 2 esplora in dettaglio il loro ruolo e le interazioni complesse che influenzano il benessere generale.

Le Fibre: Non Solo una Questione di Buona Digestione

Le fibre dietetiche, classificate in solubili e insolubili, svolgono ruoli cruciali che vanno ben oltre la semplice promozione di una digestione regolare. Le fibre solubili, ad esempio, si trovano in alimenti come avena, mele, e legumi. Queste fibre hanno la capacità di formare un gel nel sistema digestivo che rallenta l'assorbimento di zuccheri e grassi, regolando così i livelli di glucosio nel sangue e riducendo i livelli di colesterolo LDL, noto come "colesterolo cattivo". Questo meccanismo di azione fornisce una protezione cardiaca e previene l'insorgenza del diabete di tipo 2.

Le fibre insolubili, presenti in alimenti come verdure, grani integrali e la crusca di frumento, contribuiscono alla salute del colon aumentando il volume delle feci e facilitando il transito intestinale. Questo processo non solo previene la stitichezza ma anche riduce il rischio di sviluppare diverticolosi e cancro al colon-retto, poiché riduce il tempo di contatto tra potenziali carcinogeni nel cibo e la parete intestinale.

Il Microbiota Intestinale: Un Ecosistema Vitale per la Nostra Salute

Il microbiota intestinale, un ecosistema complesso di batteri, virus, funghi e microeucarioti, svolge un ruolo cruciale nella nostra salute. Esso non solo aiuta nella digestione di cibi e nella sintesi di vitamine essenziali ma influisce anche sul nostro sistema immunitario. Un microbiota equilibrato è sinonimo di salute; al contrario, uno squilibrio (disbiosi) può essere associato a malattie come obesità, diabete di tipo 2, malattie infiammatorie intestinali, e persino disturbi psicologici come la depressione.

Un aspetto affascinante è come il microbiota intestinale influenzi la barriera intestinale, una delle nostre prime linee di difesa contro i patogeni. Un microbiota sano promuove l'integrità di questa barriera, prevenendo così l'ingresso di sostanze nocive nel circolo sanguigno.

Nutrire il Microbiota con le Fibre

Le fibre agiscono da prebiotici, sostanze che nutrono selettivamente i batteri benefici nel nostro intestino. L'assunzione di una dieta ricca di fibre contribuisce a un microbiota intestinale diversificato e resiliente, capace di proteggerci da varie malattie. Alimenti ricchi di prebiotici includono l'aglio, la cipolla, i porri, l'asparago e i banani verdi, tutti alimenti che possono stimolare la crescita di batteri benefici come i Lactobacilli e i Bifidobacteria.

Strategie Alimentari per la Salute del Microbiota e dell'Intestino

Per sostenere la salute del microbiota e trarre il massimo beneficio dalle fibre, è essenziale adottare una dieta variegata che includa una vasta gamma di frutta, verdura, legumi e cereali integrali. Questo approccio non solo garantisce l'assunzione di una varietà di fibre ma anche di altri nutrienti essenziali che supportano la salute generale.

In conclusione, la relazione tra le fibre, il microbiota intestinale e la nostra salute è profondamente intrecciata. Una dieta ricca di fibre e la cura del nostro microbiota attraverso scelte alimentari consapevoli possono giocare un ruolo decisivo nella prevenzione delle malattie e nel mantenimento di una vita lunga e salutare. Questa consapevolezza ci invita a rivedere e arricchire le nostre abitudini alimentari per nutrire non solo il nostro corpo ma anche il vasto e complesso ecosistema che risiede all'interno di noi.

Capitolo 3: Alimentazione Intelligente per Tutti

- **Combinare i cibi giusti per un piatto equilibrato.**

Nel Capitolo 3, "Alimentazione Intelligente per Tutti", esploriamo come la combinazione sapiente di cibi possa portare alla creazione di un piatto equilibrato, essenziale per una nutrizione ottimale e una salute duratura.

Equilibrio Nutrizionale: La Base della Salute

Unire correttamente i vari gruppi alimentari non solo garantisce l'apporto di tutti i nutrienti essenziali ma anche ottimizza la loro biodisponibilità. Questo processo è sostenuto da principi scientifici che ci guidano nel realizzare pasti bilanciati e nutrienti.

Il Bilanciamento dei Macronutrienti

I macronutrienti - carboidrati, proteine e grassi - sono i pilastri dell'energia e della costruzione corporea. Combinare fonti di carboidrati complessi, come cereali integrali, con proteine magre, ad esempio legumi o carni bianche, e aggiungere una porzione moderata di grassi salutari, come quelli dell'avocado o dell'olio extravergine d'oliva, crea un equilibrio che sostiene il rilascio graduale di energia, la sazietà e la salute metabolica.

L'Importanza delle Fibre e dei Micronutrienti

L'inclusione di abbondanti verdure e frutta nel piatto non solo apporta fibre, che regolano la digestione e supportano il microbiota intestinale, ma anche una vasta gamma di vitamine, minerali e antiossidanti. Questi ultimi svolgono un ruolo chiave nel proteggere l'organismo dallo stress ossidativo e nel promuovere la salute a lungo termine.

Combinazioni Strategiche per l'Assorbimento dei Nutrienti

La scienza ci insegna che alcune combinazioni di alimenti possono migliorare significativamente l'assorbimento dei nutrienti. Per esempio, abbinare fonti di ferro non eme, come spinaci o lenticchie, con alimenti ricchi di vitamina C, come peperoni o agrumi, può aumentare notevolmente l'assorbimento del ferro. Questo è particolarmente importante per chi segue un'alimentazione vegetariana o vegana.

Alimenti Fermentati per la Salute Intestinale

Integrare nella dieta alimenti fermentati, come yogurt, kefir, kimchi o kombucha, contribuisce al mantenimento di un microbiota intestinale sano. Questi alimenti non solo offrono una sorgente di probiotici ma stimolano anche la diversità batterica, essenziale per la salute dell'intestino e l'efficienza del sistema immunitario.

L'adozione di un approccio consapevole e informato all'alimentazione, che tenga conto delle sinergie tra i nutrienti e dell'importanza di un microbiota intestinale equilibrato, può guidarci verso scelte alimentari che beneficiano la nostra salute in modo olistico. La scienza nutrizionale offre le basi per comprendere come gli alimenti che scegliamo influenzino non solo il nostro benessere fisico ma anche mentale ed emotivo, sottolineando l'importanza di un'alimentazione variata, ricca e attentamente bilanciata.

- **Decifrare le etichette alimentari: una guida alla scelta consapevole.**

Comprendere le etichette alimentari è fondamentale per fare scelte alimentari consapevoli che contribuiscano alla prevenzione delle malattie e alla promozione della salute. Questa competenza ci permette di valutare accuratamente cosa stiamo introducendo nel nostro corpo e come questo possa influenzare il nostro benessere a lungo termine. Di seguito, una guida dettagliata per decifrare le etichette alimentari con un occhio alla prevenzione.

Analisi dei Valori Nutrizionali

Ogni etichetta alimentare fornisce informazioni sui valori nutrizionali del prodotto, tra cui energia (calorie), proteine, carboidrati (di cui zuccheri), grassi (saturi, trans, insaturi), fibre, sodio e talvolta vitamine e minerali. Questi dati sono cruciali per valutare l'equilibrio nutrizionale di un alimento e il suo impatto sulla salute.

- **Fibre Alimentari**: Le fibre sono essenziali per il buon funzionamento dell'intestino e sono associate a un minor rischio di sviluppare malattie cardiache, diabete di tipo 2 e obesità. Cercare alimenti ricchi di fibre può contribuire significativamente alla prevenzione di queste condizioni.

- **Grassi**: Prestare attenzione ai tipi di grassi presenti. Gli acidi grassi saturi e trans dovrebbero essere limitati, poiché sono collegati a un aumento del rischio di malattie cardiache. Invece, grassi mono e polinsaturi, come quelli presenti in olio d'oliva, noci e pesce, possono promuovere la salute cardiovascolare.

- **Zuccheri**: Limitare l'assunzione di zuccheri aggiunti è fondamentale per prevenire l'obesità, il diabete di tipo 2 e le malattie cardiache. Le etichette possono aiutarci a identificare e ridurre i cibi con alti livelli di zuccheri aggiunti.

Ingredienti: L'Ordine Rivela la Quantità

Gli ingredienti sono elencati in ordine decrescente di peso. Questo significa che gli ingredienti principali sono quelli elencati per primi. Una regola generale per una scelta salutare è optare per prodotti con ingredienti naturali e facilmente riconoscibili, evitando quelli con lunghi elenchi di additivi artificiali.

Additivi e Conservanti

Gli additivi alimentari, come coloranti, conservanti e dolcificanti artificiali, possono avere effetti negativi sulla salute se consumati in eccesso. Sebbene siano regolamentati e considerati sicuri entro certi limiti, la scelta di alimenti con pochi o nessun additivo può essere una strategia preventiva per ridurre l'esposizione a sostanze potenzialmente nocive.

Claim Nutrizionali e Salutistici

Le affermazioni presenti sulle etichette, come "basso contenuto di grassi" o "fonte di fibre", sono regolate da normative che mirano a informare i consumatori. Tuttavia, è importante valutare questi claim nel contesto dell'intero profilo nutrizionale dell'alimento. Un prodotto "a basso contenuto di grassi" potrebbe essere ricco di zuccheri, e viceversa.

Decifrare le Etichette per la Prevenzione

L'abilità di leggere e comprendere le etichette alimentari ci equipaggia con la conoscenza necessaria per fare scelte che possono prevenire malattie e migliorare la nostra salute generale. Optare per alimenti con ingredienti nutrienti, limitare quelli ad alto contenuto di zuccheri aggiunti, grassi saturi e trans, e preferire prodotti con minori additivi artificiali sono passi fondamentali verso un'alimentazione che nutre il corpo e protegge la salute.

Imparare a decifrare le etichette alimentari non è solo un esercizio di lettura; è un atto di cura verso sé stessi e il proprio benessere. Ogni scelta alimentare consapevole è un passo in più verso una vita lunga e salutare, dimostrando che la prevenzione inizia nel nostro carrello della spesa.

Capitolo 4: Muoversi per Vivere Meglio

- **L'importanza dell'esercizio aerobico e di forza: benefici a tutto tondo.**

Nel Capitolo 4, affrontiamo l'importanza dell'esercizio aerobico e di forza, evidenziando come queste attività influenzino positivamente non solo la nostra salute fisica ma anche quella ormonale, del sistema nervoso centrale e a livello biochimico. L'integrazione di queste forme di esercizio nella routine quotidiana può portare a benefici complessivi profondi per il benessere.

Benefici Ormonali dell'Esercizio Fisico

L'attività fisica regolare modula l'equilibrio ormonale nel corpo in modi che sostengono la salute e il benessere. Ad esempio, l'esercizio stimola la produzione di ormoni anabolici come il fattore di crescita insulina-simile (IGF-1) e il testosterone, che sono cruciali per la crescita muscolare e la riparazione dei tessuti. Allo stesso tempo, contribuisce a ridurre i livelli di cortisolo, l'ormone dello stress, promuovendo una sensazione di calma e riducendo i rischi di stress cronico.

Impatto sul Sistema Nervoso Centrale

L'esercizio fisico ha effetti significativi sul sistema nervoso centrale. Stimola la produzione di neurotrasmettitori come la serotonina e la dopamina, che migliorano l'umore e combattono la depressione. Inoltre, l'attività fisica promuove la neurogenesi, ovvero la formazione di nuove cellule nervose, particolarmente nell'ippocampo, l'area del cervello associata alla memoria e all'apprendimento. Questo meccanismo è fondamentale per prevenire il declino cognitivo legato all'età e malattie neurodegenerative come l'Alzheimer.

Benefici Biochimici dell'Esercizio

A livello biochimico, l'esercizio induce una serie di cambiamenti benefici. Incrementa l'ossidazione degli acidi grassi, migliorando l'efficienza nel bruciare i grassi come fonte di energia e contribuendo alla riduzione del tessuto adiposo. L'attività fisica regola anche la sensibilità all'insulina, riducendo il rischio di sviluppare diabete di tipo 2. Inoltre, l'esercizio aumenta la produzione di antiossidanti endogeni, che combattono lo stress ossidativo e riducono il danno cellulare.

L'Esercizio Aerobico e di Forza: Una Combinazione Vincente

L'esercizio aerobico migliora la salute cardiovascolare, aumentando la capacità polmonare e la circolazione sanguigna, mentre l'esercizio di forza è cruciale per il mantenimento della massa muscolare e la salute delle ossa. Combinare questi tipi di esercizio non solo ottimizza la salute fisica ma anche quella mentale, ormonale e biochimica, offrendo una protezione complessiva contro le malattie croniche.

Integrare l'esercizio aerobico e di forza nella propria routine non è soltanto una strategia per migliorare la forma fisica ma rappresenta un approccio olistico per il benessere generale. Queste pratiche influenzano positivamente l'equilibrio ormonale, supportano la funzionalità del sistema nervoso centrale e inducono cambiamenti biochimici benefici che possono prevenire malattie e migliorare significativamente la qualità della vita. In questo modo, l'attività fisica diventa un pilastro fondamentale non solo per la prevenzione delle malattie ma anche come investimento nella propria salute a lungo termine.

- **Suggerimenti pratici per una maggiore attività fisica nella vita di tutti i giorni.**

Incorporare l'attività fisica nella vita quotidiana è essenziale per mantenere una buona salute e prevenire una vasta gamma di malattie. L'esercizio regolare non solo contribuisce al benessere generale ma gioca anche un ruolo cruciale nella prevenzione di specifiche condizioni sanitarie. Ecco alcuni suggerimenti pratici arricchiti da dettagli precisi su come l'attività fisica quotidiana possa essere implementata e i suoi benefici specifici:

1. **Utilizzare le Scale anziché l'Ascensore**: Questa semplice scelta incrementa l'attività cardiaca e rafforza i muscoli delle gambe. La regolarità di questo gesto può aiutare a ridurre il rischio di malattie cardiovascolari migliorando la circolazione sanguigna.

2. **Passeggiate Quotidiane**: Camminare a passo svelto per almeno 30 minuti al giorno può diminuire

significativamente il rischio di sviluppare malattie cardiache e diabete di tipo 2. Questa attività, facilmente inseribile nella routine giornaliera, stimola anche la produzione di endorfine, alleviando lo stress e promuovendo il benessere psicologico.

3. **Stand-up Desk**: Alternare la posizione seduta a quella in piedi durante il lavoro da ufficio non solo contrasta i rischi associati alla sedentarietà, come l'obesità e i problemi alla colonna vertebrale, ma favorisce anche una migliore postura e una maggiore attenzione e produttività.

4. **Attività Sociali Attive**: Invece di sedersi per un caffè, organizzare incontri attivi come camminate, giri in bicicletta o classi di gruppo può rafforzare i legami sociali e contemporaneamente promuovere la salute. L'attività fisica di gruppo migliora anche la motivazione e il sostegno reciproco nel mantenere uno stile di vita attivo.

5. **Trasformare le Faccende Domestiche in Esercizio**: Attività come pulire la casa o fare giardinaggio sono ottimi modi per muoversi, bruciare calorie e mantenere la casa ordinata. Questo tipo di attività contribuisce alla flessibilità e alla forza muscolare, riducendo il rischio di sedentarietà.

6. **Incorporare Hobby che Richiedono Movimento**: Scegliere passatempi che implicano attività fisica, come il ballo, il trekking o il nuoto, non solo arricchisce il tempo libero ma sostiene anche la salute cardiaca e muscolare.

Benefici Specifici dell'Attività Fisica

- **Prevenzione del Cancro**: L'esercizio regolare è stato collegato a un rischio ridotto di sviluppare specifici tipi di cancro, in particolare quello del seno e del colon. L'attività fisica aiuta a regolare gli ormoni, riduce l'infiammazione e mantiene un peso corporeo salutare, tutti fattori che possono diminuire il rischio di cancro.

- **Salute del Sistema Nervoso**: L'attività fisica stimola la neurogenesi e migliora la funzione cognitiva, riducendo il rischio di declino cognitivo e malattie neurodegenerative come l'Alzheimer. Inoltre, l'esercizio fisico modula la produzione di neurotrasmettitori, promuovendo il benessere mentale e riducendo l'incidenza di disturbi dell'umore.

Implementando questi suggerimenti nella vita di tutti i giorni, si può facilmente aumentare il livello di attività fisica, sfruttando i suoi molteplici benefici per la salute e la prevenzione di malattie. La chiave sta nel trovare le modalità di esercizio che si adattano meglio alla propria routine e preferenze personali, rendendo l'attività fisica una componente gratificante e sostenibile dello stile di vita.

Capitolo 5: Integrare Mente e Corpo

- **Nutrire la mente: l'effetto del cibo sul nostro umore e benessere psicologico.**

Il collegamento tra il cibo che mangiamo e il nostro benessere psicologico è profondo e complesso, rivelando come la nutrizione possa influenzare direttamente l'umore e la salute mentale. La ricerca scientifica ha svelato specifici meccanismi attraverso i quali la dieta influisce sul nostro stato d'animo e sulle funzioni cognitive, illuminando l'importanza di una nutrizione equilibrata per nutrire non solo il corpo ma anche la mente.

Nutrienti e Neurotrasmettitori: La Chimica del Benessere

I neurotrasmettitori, sostanze chimiche che trasmettono segnali nel cervello, giocano un ruolo cruciale nella regolazione dell'umore e delle emozioni. La serotonina, ad esempio, spesso associata al benessere e alla felicità, viene sintetizzata dall'amminoacido triptofano, presente in alimenti come il tacchino, i semi di zucca, e i latticini. Una dieta che supporta adeguati livelli di triptofano può quindi contribuire a migliorare l'umore e a prevenire disturbi dell'umore.

Analogamente, la tirosina, un altro amminoacido, è il precursore della dopamina, della norepinefrina e dell'epinefrina - neurotrasmettitori che influenzano l'energia, la motivazione e l'attenzione. Alimenti ricchi di tirosina includono le mandorle, il pollo, il pesce e l'avocado, sostenendo così la capacità del corpo di rispondere allo stress e promuovendo una sensazione generale di benessere.

Il Ruolo degli Omega-3

Gli acidi grassi Omega-3, in particolare l'EPA e il DHA, trovati in abbondanza nei pesci grassi come il salmone, le noci e i semi di lino, sono essenziali per il funzionamento ottimale del cervello. Gli Omega-3 hanno dimostrato di ridurre l'infiammazione e di essere coinvolti nella formazione delle membrane cellulari neuronali. Studi hanno collegato un maggiore consumo di Omega-3 a una riduzione del rischio di disturbi depressivi, evidenziando l'importanza di includere queste sostanze nutritive nella dieta per mantenere un equilibrio emotivo.

L'Impatto degli Antiossidanti

Gli antiossidanti, trovati in abbondanza in frutta e verdura colorate, combattono lo stress ossidativo nel corpo e nel cervello, processo che è stato collegato alla depressione e ad altri disturbi mentali. Alimenti ricchi di antiossidanti, come i mirtilli, gli spinaci e i pomodori, possono quindi aiutare a proteggere contro il deterioramento cognitivo e promuovere la salute mentale.

Conclusioni Pratiche

L'integrazione di una dieta equilibrata, ricca di nutrienti essenziali, Omega-3, e antiossidanti, rappresenta una strategia preventiva e terapeutica efficace contro i disturbi dell'umore e il declino cognitivo. La scienza della nutrizione offre una prospettiva promettente per il trattamento delle condizioni psicologiche attraverso modifiche dietetiche, sottolineando l'importanza di una dieta varia ed equilibrata per il benessere psicologico. Includere una varietà di alimenti nutrienti può dunque avere un impatto significativo non solo sulla salute fisica ma anche sulla salute mentale, alimentando la mente così come il corpo in modo olistico e integrato.

- **Mindfulness e movimento: connessioni mente-corpo per il benessere.**

L'interconnessione tra mindfulness e movimento emerge come un fondamento cruciale per il benessere complessivo, riflettendo una simbiosi tra lo stato mentale e l'attività fisica che può significativamente elevare la qualità della vita. La pratica della mindfulness, un'attenzione consapevole e non giudicante al momento presente, combinata con l'esercizio fisico, produce effetti benefici che vanno oltre il semplice miglioramento della condizione fisica, influenzando positivamente anche la salute mentale e emotiva.

La mindfulness applicata al movimento, come nell'esercizio, nello yoga o nel tai chi, non solo potenzia l'efficacia dell'attività fisica dal punto di vista della salute e della prestazione, ma facilita anche un profondo stato di consapevolezza e presenza mentale durante l'esercizio. Questa integrazione offre una via per esplorare e comprendere il proprio corpo in modo più profondo, ascoltando i suoi segnali e rispettando i suoi limiti, che si traduce in una maggiore sincronicità tra mente e corpo.

Dal punto di vista ormonale, l'attività fisica regolare stimola la produzione di endorfine, spesso descritte come gli "ormoni della felicità", che hanno la capacità di migliorare l'umore e ridurre la percezione del dolore. Inoltre, l'esercizio fisico modula la risposta dell'asse ipotalamo-ipofisi-surrene, contribuendo a regolare i livelli di cortisolo, l'ormone dello stress, e promuovendo un senso di equilibrio e benessere interiore.

L'esercizio fisico e la pratica della mindfulness, insieme, influenzano anche la neuroplasticità, la capacità del cervello di formare nuove connessioni neurali in risposta all'esperienza. L'esercizio fisico aumenta la produzione del fattore neurotrofico derivato dal cervello (BDNF), una sostanza che supporta la crescita, la funzione e la sopravvivenza dei neuroni, e migliora la funzione cognitiva. La mindfulness, dall'altra parte, contribuisce a ridurre l'attività nella corteccia prefrontale, associata all'elaborazione delle preoccupazioni e allo stress, favorendo uno stato di calma e concentrazione.

La combinazione di mindfulness e movimento presenta un approccio olistico al benessere, integrando il miglioramento della salute fisica con lo sviluppo della resilienza mentale ed emotiva. Attraverso questa pratica integrata, si possono ottenere benefici duraturi, inclusi una migliore gestione dello stress, un aumento della consapevolezza corporea, una maggiore capacità di concentrazione e presenza mentale, e un rafforzamento del legame mente-corpo, che insieme contribuiscono a una vita più equilibrata e soddisfacente.

Capitolo 6: Il Pianeta Della Longevità

- **Alla scoperta delle diete delle zone blu: segreti di lunga vita.**

Le **zone blu** sono aree geografiche del mondo dove le persone vivono in modo significativamente più lungo e più sano rispetto alla media globale. Questi luoghi includono Okinawa in Giappone, la Sardegna in Italia, Loma Linda in California, la Penisola di Nicoya in Costa Rica e Ikaria in Grecia. La ricerca e l'analisi delle abitudini di vita nelle zone blu rivelano approcci unici all'alimentazione, all'esercizio fisico e ai fattori sociali che contribuiscono alla longevità e al benessere. Queste scoperte forniscono insight preziosi su come potremmo modificare le nostre abitudini di vita per promuovere una vita più lunga e più sana.

Dieta delle Zone Blu: Principi Fondamentali

La dieta nelle zone blu si caratterizza per essere principalmente pianta-basata con un consumo limitato di carne, spesso riservata solo per occasioni speciali. I principi chiave includono:

1. **Alto Consumo di Legumi**: I legumi sono la base di ogni pasto, fornendo una fonte ricca di proteine, fibre, e nutrienti essenziali.

2. **Cereali Integrali e Verdure**: La dieta è ricca di cereali integrali, verdure e frutta, che forniscono vitamine, minerali, fibre e antiossidanti.

3. **Grassi Sani**: L'olio extravergine d'oliva è un pilastro nelle zone blu mediterranee, mentre altre zone prediligono grassi derivati da pesci e noci.

4. **Quantità Moderata**: Le porzioni sono moderate, con l'abitudine di smettere di mangiare quando si è sazi al 80%, seguendo il principio di Hara Hachi Bu praticato a Okinawa.

Benefici Scientifici delle Dieta delle Zone Blu

La dieta delle zone blu contribuisce a:

- **Ridurre il Rischio di Malattie Cardiovascolari**: Grazie all'alto consumo di grassi insaturi e alla ridotta assunzione di grassi saturi e zuccheri.

- **Migliorare la Salute del Microbiota Intestinale**: Le fibre dai legumi, verdure e cereali integrali supportano un microbiota intestinale diversificato e sano.

- **Regolare il Peso Corporeo**: Le diete ricche di cibi integrali e povere di cibi processati e zuccheri semplici aiutano a mantenere un peso salutare.

Stile di Vita nelle Zone Blu

Oltre alla dieta, lo stile di vita nelle zone blu gioca un ruolo cruciale:

1. **Attività Fisica Naturale**: Le persone si muovono naturalmente durante il giorno, attraverso il lavoro, l'agricoltura, o semplicemente camminando.

2. **Reti Sociali Forti**: Il senso di appartenenza e le reti di supporto sociali sono forti, contribuendo al benessere mentale ed emotivo.

3. **Riduzione dello Stress**: Pratiche di riduzione dello stress come la meditazione, la preghiera, o semplicemente passare del tempo con gli amici e la famiglia sono integrate nella vita quotidiana.

4. **Scopo di Vita**: Avere uno scopo nella vita, conosciuto come "Ikigai" in Giappone o "Plan de Vida" in Costa Rica, è comune e contribuisce alla soddisfazione e alla felicità.

Le lezioni dalle zone blu offrono una guida preziosa su come modificare la nostra dieta e stile di vita per migliorare la salute e la longevità. Adottare un'alimentazione ricca di vegetali, mantenere un'attività fisica regolare, nutrire relazioni sociali forti, ridurre lo stress e trovare uno scopo nella vita sono tutti elementi che possono aiutarci a vivere una vita più lunga e più soddisfacente. Questi principi, sostenuti da evidenze scientifiche, non solo promuovono la longevità ma anche la qualità della vita, suggerendo che un

approccio olistico alla salute è fondamentale per il
benessere a lungo termine.

- **Lezioni di benessere dalle popolazioni più
longeve del mondo.**

Le lezioni di benessere tratte dalle popolazioni più longeve
del mondo, in particolare dalle cosiddette "zone blu",
offrono una panoramica preziosa su come stili di vita e
abitudini alimentari specifiche possano contribuire non solo
alla longevità ma anche a una qualità di vita
significativamente migliorata. Queste popolazioni, che
includono comunità in Giappone, Italia, Grecia, Costa Rica
e California, condividono caratteristiche comuni che
possono essere interpretate e applicate per arricchire la
nostra comprensione della prevenzione in campo sanitario.

Approccio Olistico alla Salute

Una delle lezioni fondamentali è l'adozione di un approccio
olistico alla salute. Non si tratta solo di evitare malattie, ma
di nutrire un equilibrio dinamico che coinvolge
alimentazione, attività fisica, e benessere psico-emotivo. La
salute è vista come un'armonia complessiva tra corpo e
mente, supportata da una comunità solidale.

Alimentazione Pianta-based con Moderazione

Il principio di un'alimentazione prevalentemente basata su
piante è un tratto distintivo delle zone blu. Legumi, cereali
integrali, frutta e verdura formano la base della dieta, con
un consumo limitato di prodotti animali. La moderazione
nell'assunzione di cibo, evidenziata dalla pratica di Hara
Hachi Bu (mangiare fino a sentirsi all'80% pieni), è

fondamentale per evitare l'eccesso calorico e promuovere la longevità.

Movimento Integrato nella Vita Quotidiana

L'attività fisica non è vista come un compito o un'esercitazione formale, ma come una parte integrante della vita quotidiana. Camminare, lavorare in giardino, e svolgere faccende domestiche sono esempi di come il movimento naturale sia tessuto nel tessuto della vita quotidiana, contribuendo a mantenere il corpo attivo e sano senza la necessità di regimi di esercizio intensi.

Forti Legami Comunitari e Supporto Sociale

Le relazioni sociali forti e il sostegno comunitario svolgono un ruolo cruciale nel promuovere la longevità. Questo supporto emotivo e pratico aiuta a ridurre lo stress, a combattere la solitudine e a promuovere un senso di appartenenza e scopo nella vita.

Gestione dello Stress e Scopo di Vita

Le pratiche di riduzione dello stress come la meditazione, lo yoga, o semplicemente passare tempo in natura sono comuni. Inoltre, avere uno scopo di vita (conosciuto come "Ikigai" in Giappone) è fondamentale per la salute mentale e la longevità, offrendo un senso di direzione e soddisfazione nella vita.

Queste pratiche influenzano direttamente i meccanismi biochimici e ormonali del corpo. Un'alimentazione ricca di antiossidanti, ad esempio, combatte lo stress ossidativo, mentre l'attività fisica modula l'equilibrio ormonale e migliora la neuroplasticità cerebrale. La moderazione alimentare e l'attività fisica naturale ottimizzano la gestione energetica del corpo e promuovono la salute metabolica.

Le lezioni dalle zone blu ci mostrano che la prevenzione e la promozione della salute non derivano da interventi singoli, ma da un intreccio di abitudini alimentari sane, movimento naturale, legami sociali forti, pratiche di riduzione dello stress e un forte senso di scopo nella vita. Questo approccio integrato, arricchito dalla comprensione chimica e biochimica, offre una strada per una vita lunga, sana e soddisfacente.

Capitolo 7: Dalla Teoria alla Pratica

- **Testimonianze di vita: l'impatto di un'alimentazione consapevole e dell'attività fisica.**

Nel viaggio verso una vita più sana e piena, le storie di chi ha trasformato il proprio benessere attraverso l'alimentazione consapevole e l'attività fisica offrono una fonte inesauribile di ispirazione. Esse ci ricordano che dietro ogni scelta alimentare e ogni movimento c'è una scienza affascinante che agisce, silenziosa ma potentemente, per il nostro meglio.

La Storia di Marco: Un Risveglio Mediterraneo

Marco, di fronte a numeri preoccupanti sul suo referto medico, decide di abbracciare la dieta mediterranea. Ma cosa succede esattamente nel suo corpo quando introduce più olio d'oliva, noci, pesce ricco di omega-3, frutta e verdura nella sua dieta? La risposta è una riduzione dell'infiammazione. Questi alimenti lavorano insieme per abbassare i livelli dei marcatori infiammatori, migliorando così la salute cardiovascolare di Marco. Oltre ai benefici fisici, Marco scopre una nuova passione per il cibo che nutre sia il corpo sia l'anima, sperimentando direttamente come una dieta equilibrata possa influenzare positivamente non solo la salute fisica ma anche il benessere mentale.

Elisa: Correndo verso la Felicità

Elisa trova nell'esercizio fisico, e nella corsa in particolare, una potente alleata contro la depressione. Con ogni passo, il suo corpo libera una cascata di endorfine, spesso descritte come gli "ormoni della felicità". Questo processo biochimico naturale le offre sollievo dai sintomi depressivi, illustrando come l'attività fisica possa fungere da antidepressivo naturale, migliorando la salute mentale attraverso meccanismi biologici diretti.

Giorgia e Luca: Un Cammino Condiviso

Giorgia e Luca, impegnandosi insieme in un percorso di benessere, rafforzano non solo la loro salute ma anche il loro legame. Le loro scelte alimentari condivise e le avventure all'aperto stimolano la produzione di serotonina e migliorano la loro risposta allo stress. Questo li aiuta non solo a sentirsi più energici e sani, ma rafforza anche il loro legame affettivo, dimostrando il potere dell'attività fisica e dell'alimentazione sana di agire come collanti sociali e emozionali in una relazione.

Le storie di Marco, Elisa e della coppia Giorgia e Luca sono testimonianze potenti di come piccole ma significative modifiche allo stile di vita possono portare a grandi cambiamenti nella salute fisica e mentale. La scienza dietro queste trasformazioni è chiara: l'alimentazione consapevole e l'attività fisica agiscono su basi biologiche profonde, promuovendo la riduzione dell'infiammazione, l'equilibrio ormonale, il benessere psicologico e la coesione sociale. Queste narrazioni non sono solo storie di cambiamento personale; sono promemoria viventi che ognuno di noi ha il potere di influenzare positivamente la propria salute attraverso scelte quotidiane consapevoli.

- **Piccoli passi verso grandi cambiamenti: consigli per iniziare.**

Avviare un percorso verso un miglioramento della salute e del benessere attraverso l'alimentazione consapevole e l'attività fisica non necessita di cambiamenti radicali o immediati. In realtà, la scienza suggerisce che l'adozione di piccole modifiche nel tempo può portare a risultati significativi e duraturi. Ecco alcuni passaggi fondamentali per iniziare questo viaggio, con un'occhiata ai meccanismi scientifici che li sostengono.

Stabilire Obiettivi Graduali

La neuroscienza ci insegna che il nostro cervello risponde meglio ai cambiamenti graduali. Impostare piccoli obiettivi rende più gestibile il processo di cambiamento, permettendo al cervello di adattarsi e creare nuove connessioni neurali che sostengono le abitudini sane. Invece di puntare subito a una trasformazione totale, considera l'aggiunta di una porzione di verdure in più al giorno o l'introduzione di una breve passeggiata nel tuo programma.

Modifiche Alimentari Incrementali

Dal punto di vista nutrizionale, piccole modifiche possono avere un grande impatto. Ad esempio, incrementare l'assunzione di fibre attraverso frutta, verdure e cereali integrali può migliorare la digestione e ridurre il rischio di malattie croniche come diabete di tipo 2 e malattie cardiovascolari, grazie al ruolo delle fibre nel modulare l'assorbimento degli zuccheri e il profilo lipidico nel sangue.

Attività Fisica Integrata nella Vita Quotidiana

La fisiologia ci mostra che l'esercizio fisico regolare stimola il rilascio di sostanze chimiche benefiche nel cervello, come le endorfine, che migliorano l'umore e riducono lo stress. Inoltre, l'attività fisica incrementa la sensibilità all'insulina e promuove un metabolismo efficiente. Iniziare con attività semplici, come camminare più spesso o fare stretching, può innescare questi processi benefici senza il bisogno di stravolgere completamente la propria routine.

Costruire una Mentalità Positiva

La psicologia positiva sottolinea l'importanza di una mentalità orientata al benessere, suggerendo che l'ottimismo e l'apprezzamento per i piccoli progressi possono rafforzare la motivazione e la resilienza. Celebrare ogni piccolo successo aiuta a consolidare le nuove abitudini, rendendo il processo di cambiamento più piacevole e meno oneroso.

Supporto Sociale e Ascolto del Proprio Corpo

La ricerca indica che avere una rete di supporto può migliorare significativamente le probabilità di successo nel mantenere uno stile di vita sano. Condividere i propri obiettivi con amici o familiari crea un ambiente motivante e supportivo. Inoltre, ascoltare i segnali del proprio corpo e adattare di conseguenza le abitudini alimentari e di esercizio può guidare verso scelte più in sintonia con le esigenze personali, promuovendo un benessere olistico.

Iniziare un viaggio verso una maggiore salute e benessere richiede tempo, pazienza e una comprensione dei processi biologici e psicologici coinvolti. Piccole modifiche, sostenute dalla scienza e integrate gradualmente nella vita quotidiana, possono portare a benefici duraturi, tracciando il percorso per un futuro più sano e felice.

Capitolo 8: Una Vita di Benessere

- **Consigli per un benessere duraturo: come mantenere i risultati ottenuti.**

Per ottenere un benessere duraturo attraverso l'esercizio fisico e una corretta alimentazione, è fondamentale adottare strategie che arricchiscano la routine quotidiana senza cadere nella ripetitività. Ecco alcuni consigli rivisitati, con un focus su come integrare l'attività sportiva e la scelta degli alimenti funzionali in modo innovativo e meno convenzionale:

1. Alimenti Funzionali e Attività Fisica

Abbracciare una dieta che supporti l'attività fisica non significa solo aggiungere integratori al proprio regime alimentare. Punta invece su alimenti naturalmente ricchi di composti benefici, come semi di chia per gli omega-3, barbabietole per aumentare l'apporto di nitrati (che migliorano l'ossigenazione muscolare), e frutti di bosco per il loro alto contenuto antiossidante. Questi alimenti, inseriti in una dieta equilibrata, possono amplificare i benefici dell'allenamento senza necessità di ricorrere sempre a supplementi.

2. Rituali Pre e Post Allenamento

Invece di focalizzarsi unicamente sull'integrazione alimentare, considera di sviluppare rituali pre e post allenamento che includano sia l'alimentazione che la preparazione mentale e fisica. Prima di un allenamento, una breve meditazione o esercizi di respirazione possono aiutare a centrare la mente e preparare il corpo. Dopo, pratiche come lo stretching o la foam rolling (auto-massaggio con rullo in schiuma) aiutano a recuperare e a ridurre il rischio di infortuni.

3. Idratazione Innovativa

L'acqua è fondamentale, ma si possono esplorare opzioni di idratazione che offrano qualcosa in più. Acque aromatizzate naturalmente con frutta e erbe, come limone e rosmarino o fragola e basilico, non solo rendono più piacevole l'assunzione di liquidi ma possono anche offrire micronutrienti aggiuntivi.

4. Adattamento dell'Alimentazione al Tipo di Allenamento

Modula l'apporto nutrizionale in base al tipo di esercizio praticato. Dopo un allenamento di resistenza, per esempio, enfatizza proteine e carboidrati per supportare la riparazione muscolare e il recupero dell'energia. In periodi di allenamento più leggero o di riposo, aumenta l'assunzione di alimenti ricchi di composti antinfiammatori e antiossidanti per facilitare la guarigione e la rigenerazione.

5. Utilizzo di App per la Gestione della Nutrizione

Sfrutta la tecnologia per monitorare e pianificare la tua alimentazione e il tuo allenamento. App di nutrizione e fitness possono aiutare a tenere traccia dell'assunzione di nutrienti, a pianificare i pasti e gli snack in modo ottimale rispetto all'orario dell'allenamento, e a valutare i progressi nel tempo.

6. Variazione dell'Attività Fisica

Incorpora varietà nel tuo regime di allenamento per evitare la monotonia e stimolare diversi gruppi muscolari. Alternare tra cardio, forza, flessibilità e allenamenti di equilibrio non solo previene la noia ma supporta anche un corpo più armonico e bilanciato.

7. Community e Condivisione

Unisciti a gruppi o comunità, sia online che offline, che condividono il tuo interesse per uno stile di vita attivo e una nutrizione mirata. La condivisione di esperienze, ricette e consigli può essere una fonte di ispirazione e motivazione per mantenere uno stile di vita salutare.

Adottare questi approcci permette di mantenere l'entusiasmo e l'impegno verso uno stile di vita attivo e una nutrizione ottimale, garantendo benefici duraturi per la salute e il benessere complessivo.

- **Creare e sfruttare la rete di supporto: l'importanza della comunità nel percorso di salute.**

Nel percorso verso la salute, l'importanza di una rete di supporto integrata non può essere sottovalutata. La ricerca scientifica ha dimostrato ripetutamente che la qualità e la quantità delle nostre relazioni sociali hanno un impatto profondo sul benessere fisico, mentale ed emotivo. Ad esempio, uno studio pubblicato sulla rivista "Psychological Science" ha evidenziato come le interazioni sociali positive possano ridurre lo stress e migliorare la salute mentale, sottolineando l'importanza delle connessioni umane per il benessere complessivo.

Le reti di supporto non solo offrono conforto e incoraggiamento ma possono anche essere fonti di informazioni preziose e risorse per adottare e mantenere stili di vita sani. La partecipazione a gruppi di fitness o l'adesione a comunità online focalizzate sulla salute può stimolare l'impegno personale verso obiettivi di benessere, sostenuto da evidenze che suggeriscono l'efficacia del supporto di gruppo nell'adozione di abitudini salutari, come illustrato in studi che esaminano l'effetto dei gruppi di supporto nel successo di programmi di perdita peso o cessazione del fumo.

La collaborazione con altri nella pianificazione e partecipazione ad attività che promuovono la salute, come i gruppi di acquisto solidale per alimenti biologici o l'organizzazione di eventi sociali con un focus sul benessere, non solo arricchisce la dieta con cibi nutrienti ma rafforza anche i legami comunitari. Questa pratica è sostenuta da ricerche che dimostrano come l'accesso a cibi sani possa essere migliorato attraverso l'azione collettiva, rafforzando l'importanza sociale dell'alimentazione come parte di uno stile di vita sano.

Inoltre, l'impegno in iniziative di volontariato legate alla salute può avere benefici bidirezionali, migliorando non solo la salute di chi riceve il supporto ma anche quella dei volontari stessi. Studi hanno evidenziato come il volontariato sia associato a tassi più bassi di depressione, maggiore soddisfazione nella vita e persino una ridotta mortalità tra gli anziani, suggerendo che l'atto di dare e ricevere supporto sia fondamentale per il benessere.

La ricerca sulle dinamiche di gruppo e il benessere psicologico suggerisce inoltre che la condivisione di esperienze e obiettivi all'interno di una comunità possa rafforzare l'impegno individuale verso la salute e il fitness, creando un senso di responsabilità condiviso che incoraggia la persistenza e la coerenza nell'adozione di abitudini salutari.

La creazione di una rete di supporto per la salute, quindi, si rivela non solo come un'ancora di salvezza emotiva ma anche come un potente strumento per promuovere cambiamenti positivi nello stile di vita, sostenuti da un corpo crescente di evidenze scientifiche che ne attestano i benefici. Le reti di supporto fungono da catalizzatori per il benessere, sottolineando l'importanza di investire in relazioni significative e comunità solidali come pilastri fondamentali per una vita sana e appagante.

Sezione Speciale: Cibi e Prevenzione

- **Cibi che Combattono le Infiammazioni**

Combattere l'infiammazione attraverso l'alimentazione è una strategia efficace per migliorare la salute generale e prevenire una serie di patologie croniche. Gli alimenti che possiedono proprietà antinfiammatorie agiscono su specifici meccanismi biologici per ridurre l'infiammazione nel corpo. Comprendere in termini semplici come questi cibi influenzano l'infiammazione può aiutare a integrarli consapevolmente nella propria dieta.

L'infiammazione è una risposta naturale del sistema immunitario a infezioni e lesioni, ma quando diventa cronica, può contribuire allo sviluppo di malattie come l'artrite, le malattie cardiovascolari e il diabete. Alcune molecole, chiamate citochine pro-infiammatorie, sono attori chiave in questo processo. Alimenti con proprietà antinfiammatorie lavorano per ridurre la produzione o l'attività di queste citochine e altre sostanze chimiche coinvolte nell'infiammazione.

Molecole e Meccanismi d'Azione

- **Antiossidanti**: Molti alimenti antinfiammatori sono ricchi di antiossidanti, sostanze che neutralizzano i radicali liberi - molecole instabili che possono danneggiare le cellule e promuovere l'infiammazione. Gli antiossidanti come le vitamine C ed E, il beta-carotene e i polifenoli agiscono come "spazzini" dei radicali liberi, riducendo così il carico di stress ossidativo e l'infiammazione.

- **Omega-3**: Gli acidi grassi Omega 3, trovati in alimenti come il pesce grasso, i semi di lino e le noci, sono noti per il loro potente effetto antinfiammatorio. Gli Omega-3 possono ridurre la produzione di molecole e sostanze chimiche infiammatorie, come le eicosanoidi e le citochine pro-infiammatorie. L'effetto benefico degli Omega-3 sull'infiammazione è particolarmente notevole nelle malattie cardiovascolari, dove possono aiutare a prevenire l'aterosclerosi.

- **Composti Bioattivi**: Alcuni alimenti contengono composti bioattivi specifici che influenzano i percorsi dell'infiammazione. La curcumina, il principio attivo della curcuma, per esempio, blocca la via del fattore di necrosi tumorale (TNF) e l'attività della cicloossigenasi-2 (COX-2), entrambi coinvolti nei processi infiammatori. Lo zenzero contiene gingeroli, composti che possono inibire la sintesi di prostaglandine pro-infiammatorie, similmente ai farmaci antinfiammatori non steroidei (FANS), ma senza gli effetti collaterali associati a questi farmaci.

Integrare questi alimenti nella dieta non richiede un cambiamento radicale delle proprie abitudini alimentari, ma può essere semplice come aggiungere più frutta, verdura, noci, semi e pesce alla propria alimentazione quotidiana. L'adozione di un regime alimentare ricco di cibi antinfiammatori non solo può contribuire a ridurre l'infiammazione ma può anche offrire una vasta gamma di benefici per la salute, migliorando la qualità della vita e prevenendo malattie croniche.

- **Omega-3, curcuma, zenzero.**

L'adozione di un regime alimentare che privilegia alimenti con proprietà antinfiammatorie è una strategia eccellente per migliorare la salute generale e combattere l'infiammazione, un fattore alla base di molte malattie croniche. Tra gli alimenti più efficaci in questo senso troviamo gli Omega-3, la curcuma e lo zenzero, ciascuno con specifici meccanismi d'azione che contribuiscono alla riduzione dei processi infiammatori nel corpo.

Gli Omega-3, presenti in abbondanza in pesce grasso come salmone, sgombro e sardine, così come in semi di lino, semi di chia e noci, sono noti per le loro potenti proprietà antinfiammatorie. Agiscono modulando i processi infiammatori a livello cellulare, riducendo la produzione di eicosanoidi pro-infiammatori derivati dagli acidi grassi Omega-6 e influenzando l'espressione genica di proteine coinvolte nella risposta infiammatoria. Consumare due porzioni di pesce grasso a settimana o integrare la dieta con un cucchiaio di semi di lino al giorno può fornire una quantità adeguata di Omega-3 per sfruttare i loro benefici antinfiammatori.

La curcuma, con il suo principio attivo la curcumina, offre un potente effetto antinfiammatorio, in parte grazie alla sua capacità di inibire il fattore di trascrizione NF-kB, riducendo così l'espressione genica di molte citochine pro-infiammatorie e enzimi come la COX-2. Tuttavia, la curcumina ha una biodisponibilità limitata, che può essere migliorata combinandola con pepe nero, ricco di piperina, e un po' di grasso per facilitarne l'assorbimento. Un cucchiaino di curcuma in polvere al giorno nei pasti, insieme a un pizzico di pepe nero, può aiutare a ottimizzare l'assunzione di questo potente antinfiammatorio naturale.

Lo zenzero, noto per i suoi composti bioattivi come i gingeroli, offre benefici simili agli antinfiammatori non steroidei bloccando gli enzimi responsabili della sintesi delle prostaglandine infiammatorie. L'integrazione di 1-2 grammi di zenzero in polvere nella dieta quotidiana, o l'uso di 2-3 cm di zenzero fresco in varie preparazioni culinarie, può contribuire a ridurre l'infiammazione e il dolore associato.

La chiave per massimizzare i benefici di questi alimenti antinfiammatori risiede nell'integrarli in modo equilibrato e coerente all'interno di una dieta varia e nutriente. L'assunzione regolare di Omega-3, curcuma e zenzero, combinata con un'alimentazione ricca di frutta, verdura, proteine magre e cereali integrali, può offrire un approccio comprensivo alla riduzione dell'infiammazione e al miglioramento della salute complessiva. Tuttavia, è sempre importante consultare un professionista sanitario prima di apportare modifiche significative alla dieta o iniziare nuovi integratori, specialmente per coloro che hanno condizioni mediche esistenti o assumono farmaci. Questo approccio consapevole assicura che si possano sfruttare i benefici di questi alimenti in modo sicuro ed efficace, promuovendo una salute ottimale e prevenendo malattie croniche.

- **Prevenzione Cardiaca**

Nell'ambito della prevenzione cardiaca, l'alimentazione svolge un ruolo fondamentale attraverso specifici meccanismi d'azione che agiscono direttamente sui fattori di rischio delle malattie cardiovascolari. La comprensione di questi meccanismi aiuta a delineare strategie dietetiche efficaci.

Azione delle Fibre sulla Salute Cardiaca

Le fibre solubili, presenti in alimenti come avena, legumi e frutta, esercitano il loro effetto benefico sulla salute cardiaca legandosi agli acidi biliari nel tratto intestinale, facilitando l'escrezione del colesterolo con le feci. Questo processo riduce la quantità di colesterolo circolante nel sangue, specialmente i livelli di LDL, noto come colesterolo "cattivo". Inoltre, le fibre aiutano a stabilizzare i livelli di glucosio nel sangue, riducendo il rischio di sviluppo di diabete tipo 2, un noto fattore di rischio per le malattie cardiache.

Effetti Antiossidanti e Antinfiammatori delle Bacche

Le bacche sono ricche di antiossidanti, come le antocianine, che proteggono le cellule dall'ossidazione e combattono l'infiammazione. L'infiammazione cronica e lo stress ossidativo sono fattori chiave nello sviluppo dell'aterosclerosi, processo che vede l'accumulo di placche nelle arterie. Gli antiossidanti neutralizzano i radicali liberi, riducendo l'ossidazione del colesterolo LDL e il rischio di formazione di placche aterosclerotiche.

Benefici Cardiovascolari delle Verdure a Foglia Verde

Le verdure a foglia verde sono una fonte eccellente di nitrati dietetici, che nel corpo si convertono in ossido nitrico, un potente vasodilatatore. L'ossido nitrico aiuta a migliorare la funzione endoteliale, rilassando i vasi sanguigni e migliorando il flusso sanguigno. Questo effetto contribuisce a ridurre la pressione arteriosa, un importante fattore di rischio per le malattie cardiovascolari. Inoltre, la ricchezza di potassio nelle verdure a foglia verde aiuta a bilanciare gli effetti del sodio sulla pressione sanguigna.

Ruolo degli Omega-3

Gli acidi grassi Omega-3, particolarmente l'EPA e il DHA presenti nel pesce grasso, agiscono riducendo l'infiammazione sistemica, un fattore di rischio per le malattie cardiovascolari. Gli Omega-3 modulano l'attività delle citochine pro-infiammatorie e aumentano la produzione di composti antinfiammatori. Inoltre, contribuiscono alla riduzione dei trigliceridi nel sangue, riducono il rischio di formazione di trombi agendo sulla fluidità del sangue e possono avere effetti positivi sulla pressione arteriosa.

Adottare un regime alimentare che integri queste categorie di alimenti può fornire un solido fondamento per la prevenzione delle malattie cardiovascolari. Ogni categoria contribuisce attraverso meccanismi d'azione specifici a ridurre i fattori di rischio e promuovere una salute cardiaca ottimale. È tuttavia cruciale approcciare queste modifiche dietetiche come parte di uno stile di vita complessivamente sano, che includa anche attività fisica regolare e gestione dello stress.

- **Fibre, bacche, verdure a foglia verde.**

Incorporare fibre, bacche e verdure a foglia verde nella dieta è una strategia chiave per la promozione della salute cardiaca, grazie ai loro specifici meccanismi d'azione e ai nutrienti essenziali che forniscono.

Fibre: Le fibre, particolarmente quelle solubili, hanno un impatto diretto nella riduzione del colesterolo LDL, il cosiddetto "colesterolo cattivo". Agiscono legandosi agli acidi biliari nel tratto digestivo, promuovendo la loro eliminazione e costringendo il corpo a utilizzare il colesterolo circolante per produrre nuovi acidi biliari. Questo processo aiuta a diminuire la concentrazione di colesterolo nel sangue. Alimenti ricchi di fibre, come avena, legumi, frutta con la buccia e verdure, contribuiscono anche a migliorare la salute intestinale e a regolare i livelli di zucchero nel sangue, ulteriori fattori benefici per il cuore.

Bacche: Le bacche sono superalimenti per il cuore, cariche di antiossidanti come le antocianine, che proteggono le cellule dall'ossidazione e riducono l'infiammazione, due processi centrali nello sviluppo delle malattie cardiovascolari. Il consumo regolare di bacche è associato a un miglioramento della pressione sanguigna e a una diminuzione del rischio di aterosclerosi. Fragole, mirtilli, lamponi e more possono essere facilmente integrate nella dieta, ad esempio in frullati, insalate o come snack.

Verdure a Foglia Verde: Queste verdure sono una fonte ricca di nitrati dietetici, che nel corpo si convertono in ossido nitrico, un composto che aiuta a dilatare i vasi sanguigni, migliorando così la circolazione e riducendo la pressione arteriosa. La presenza di vitamine e minerali, come il potassio, aiuta inoltre a bilanciare gli effetti negativi del sodio e a mantenere una pressione sanguigna sana. Spinaci, cavolo riccio e bietola sono esempi di verdure a foglia verde che possono essere incorporate in numerosi piatti, dai frullati alle insalate, fino a contorni e zuppe.

Un'assunzione quotidiana raccomandata per massimizzare i benefici cardiovascolari include almeno 25-30 grammi di fibre, una porzione di bacche (circa 100 grammi) e due porzioni di verdure a foglia verde. Questo approccio alimentare, integrato con uno stile di vita sano che comprende attività fisica regolare e la gestione dello stress, costituisce una strategia efficace per mantenere il cuore sano e ridurre il rischio di malattie cardiovascolari.

- **Supporto al Sistema Immunitario**

Approfondendo il supporto al sistema immunitario, emerge che il nostro corpo opera attraverso processi sofisticati e delicatamente bilanciati. L'immunità, una difesa dinamica e multilivello, non si basa solo su un intervento diretto contro patogeni e sostanze estranee, ma anche sul mantenimento di un ambiente interno ottimale, che promuove la resilienza contro le malattie.

Al cuore di questa rete di difesa vi sono interazioni molecolari e cellulari, guidate in gran parte dalla nostra dieta e dal nostro stile di vita. Ogni molecola di cibo che ingeriamo può influenzare l'espressione genica, modulando così la risposta immunitaria. Ad esempio, composti fitochimici presenti in frutta e verdura possono attivare percorsi antiossidanti, riducendo lo stress ossidativo e l'infiammazione, fattori che compromettono l'efficienza del sistema immunitario.

Interessante è il ruolo dei polifenoli, sostanze chimiche vegetali, che oltre alla loro azione antiossidante, interagiscono con il microbioma intestinale, promuovendo la crescita di batteri benefici. Questi microorganismi non solo rafforzano la barriera intestinale contro gli invasori patogeni ma producono anche metaboliti che possono influenzare positivamente l'immunità a distanza, in tutto il corpo.

L'equilibrio ormonale, intimamente legato allo stile di vita, incide profondamente sull'immunità. L'esercizio fisico moderato, ad esempio, migliora la circolazione dei linfociti, le cellule chiave della risposta immunitaria, ma induce anche la produzione di ormoni come gli endocannabinoidi, che hanno effetti antinfiammatori e potenzialmente immunomodulatori.

Parallelamente, la gestione dello stress, attraverso tecniche di mindfulness o esercizio fisico, può ridurre i livelli di cortisolo, un ormone che in eccesso sopprime l'attività immunitaria. La riduzione dello stress non solo abbassa direttamente l'infiammazione ma crea anche un ambiente più favorevole per l'attivazione e la funzione delle cellule immunitarie.

Questi esempi illustrano come non esista una singola via per sostenere l'immunità; piuttosto, è l'orchestrazione di molteplici fattori alimentari e comportamentali che crea un sistema immunitario resiliente. La bellezza di questo processo sta nella sua complessità e nella capacità di essere influenzato positivamente da scelte quotidiane consapevoli. Promuovere la salute immunitaria, quindi, diventa un'opportunità per rafforzare la connessione mente-corpo e per navigare verso uno stato di benessere olistico.

- **Vitamina C, zinco.**

La vitamina C e lo zinco sono fondamentali per un sistema immunitario robusto e funzionante, agendo attraverso una serie di meccanismi biologici che rafforzano le difese del corpo e promuovono la guarigione. Oltre ai loro percorsi d'azione, la disponibilità di questi nutrienti attraverso fonti alimentari specifiche rende possibile ottimizzare l'assunzione quotidiana per sostenere la salute immunitaria.

Vitamina C: Meccanismi e Fonti Alimentari

La vitamina C è un potente antiossidante che protegge le cellule dai danni causati dai radicali liberi. Essa supporta la funzione dei leucociti, migliorando la loro capacità di combattere le infezioni, e promuove la sintesi del collagene, essenziale per la riparazione dei tessuti e la salute delle barriere corporee come la pelle. La vitamina C è anche coinvolta nel rafforzamento della chemiotassi dei leucociti e aumenta la loro capacità fagocitaria, migliorando così la risposta immunitaria a infezioni e patogeni.

Fonti alimentari ricche di vitamina C includono agrumi come arance, limoni e pompelmi, ma anche frutti rossi, kiwi, meloni, e verdure a foglia verde, peperoni, pomodori e broccoli. Questi alimenti, consumati regolarmente, possono aiutare a soddisfare il fabbisogno giornaliero di vitamina C, che è di circa 75 mg per le donne e 90 mg per gli uomini, con un aumento consigliato per chi fuma o è sotto stress fisico o emotivo.

Zinco: Meccanismi e Fonti Alimentari

Lo zinco svolge un ruolo cruciale nel mantenimento della struttura e della funzione delle membrane cellulari, agisce come cofattore per numerosi enzimi essenziali per la risposta immunitaria, e supporta la crescita e la funzione delle cellule T e altre cellule immunitarie. La sua azione immunomodulante contribuisce a bilanciare la risposta immunitaria, prevenendo reazioni eccessive che possono portare a infiammazioni e malattie autoimmuni.

Fonti alimentari di zinco includono carne rossa, pollame, pesce e frutti di mare, in particolare ostriche, che sono tra le fonti più ricche di questo minerale. Lo zinco è presente anche in alimenti di origine vegetale come legumi, noci, semi (soprattutto semi di zucca), e cereali integrali, sebbene l'assorbimento dello zinco da queste fonti possa essere inferiore rispetto alle fonti animali a causa della presenza di fitati, che legano lo zinco e ne limitano l'assorbimento. La dose giornaliera raccomandata di zinco è di 11 mg per gli uomini e 8 mg per le donne.

L'integrazione della dieta con una varietà di questi alimenti non solo può garantire un adeguato apporto di vitamina C e zinco ma può anche fornire un ampio spettro di altri nutrienti essenziali che lavorano in sinergia per promuovere la salute e il benessere generale. Questa strategia alimentare, focalizzata sull'assunzione di cibi integrali e nutrienti, rappresenta un approccio olistico per sostenere il sistema immunitario e migliorare la capacità del corpo di resistere e recuperare dalle malattie.

- **Salute del Cervello e Prevenzione della Demenza**

La salute del cervello e la prevenzione della demenza sono temi di grande interesse nell'ambito della ricerca medica e nutrizionale. Il cervello, uno degli organi più complessi e metabolicamente attivi del corpo umano, richiede un'ampia varietà di nutrienti per mantenere la sua funzionalità ottimale nel tempo. La nutrizione gioca un ruolo cruciale nel supportare la salute cerebrale e nel ridurre il rischio di declino cognitivo e demenza, tra cui malattie come l'Alzheimer.

Nutrizione e Salute del Cervello

Il mantenimento di una dieta ricca di antiossidanti, acidi grassi essenziali e composti bioattivi è fondamentale per proteggere il cervello dai danni ossidativi, migliorare la plasticità neuronale e sostenere le funzioni cognitive. Alimenti che forniscono nutrienti chiave possono aiutare a preservare la memoria, la concentrazione e altre funzioni cerebrali importanti.

Antiossidanti come la vitamina E, presenti in noci, semi e oli vegetali, oltre ai flavonoidi trovati in frutta e verdura, contrastano lo stress ossidativo nel cervello, un fattore contribuente al declino cognitivo e alla patogenesi delle malattie neurodegenerative. Gli antiossidanti neutralizzano i radicali liberi, proteggendo così le cellule cerebrali dal danno.

Gli acidi grassi omega-3, in particolare l'EPA e il DHA, sono componenti strutturali delle membrane cellulari neuronali e giocano un ruolo essenziale nel mantenimento della fluidità membranale, che è vitale per la trasmissione dei segnali nel cervello. Alimenti ricchi di omega-3 includono il pesce grasso (come salmone, sgombro e sardine), semi di lino e noci.

Prevenzione della Demenza

La prevenzione della demenza attraverso l'alimentazione si concentra sull'adozione di modelli dietetici che forniscono un ampio spettro di nutrienti protettivi. La dieta mediterranea, ad esempio, è stata associata a un minor rischio di declino cognitivo e di demenza grazie al suo alto contenuto di frutta, verdura, cereali integrali, legumi, noci, semi e olio d'oliva, oltre a una moderata assunzione di pesce e pollame. Questo modello dietetico enfatizza anche la riduzione del consumo di carni rosse e trasformate e l'utilizzo di erbe e spezie per aromatizzare i cibi, riducendo così la necessità di sale e grassi saturi.

Strategie Alimentari

Includere una varietà di alimenti che forniscono antiossidanti, acidi grassi omega-3 e altri nutrienti essenziali è fondamentale. Ad esempio, l'aggiunta di bacche alla dieta può offrire potenti antiossidanti come l'antocianina, mentre verdure a foglia verde forniscono folati, importanti per il metabolismo cerebrale. Alimenti ricchi di polifenoli, come il cioccolato fondente e il tè verde, offrono composti bioattivi che possono migliorare la circolazione cerebrale e promuovere la neuroprotezione.

La chiave per sostenere la salute del cervello e prevenire la demenza risiede nell'equilibrio e nella varietà alimentare, nonché nell'adozione di uno stile di vita sano che includa attività fisica regolare, gestione dello stress e sonno di qualità. Questo approccio olistico non solo beneficia la salute del cervello ma supporta il benessere generale, offrendo una strategia comprensiva per invecchiare in modo salutare e attivo.

- **Acidi grassi essenziali, cioccolato fondente, tè verde.**

Approfondendo l'impatto degli acidi grassi essenziali, del cioccolato fondente e del tè verde sulla salute del cervello e la prevenzione della demenza, ci concentriamo sui meccanismi molecolari specifici attraverso i quali questi nutrienti esercitano i loro effetti benefici.

Gli **acidi grassi Omega-3**, in particolare l'EPA e il DHA, sono componenti critici delle membrane cellulari nel cervello, influenzando la fluidità e la funzione delle membrane stesse. Questo è fondamentale per il mantenimento della comunicazione tra i neuroni, un aspetto essenziale della funzione cognitiva. La loro azione modulatrice sulle membrane cellulari favorisce anche la neuroplasticità, la capacità del cervello di formare nuove connessioni neurali in risposta all'apprendimento e all'esperienza. Inoltre, EPA e DHA modulano i processi infiammatori nel cervello, riducendo la produzione di mediatori infiammatori che possono contribuire alla patogenesi delle malattie neurodegenerative.

Il **cioccolato fondente** contiene elevate quantità di flavonoidi, una classe di antiossidanti con notevoli benefici per la salute del cervello. Questi composti attraversano la barriera ematoencefalica, esercitando direttamente i loro effetti protettivi sui neuroni. I flavonoidi nel cioccolato fondente contribuiscono a migliorare la circolazione sanguigna nel cervello, potenziando l'ossigenazione e l'apporto di nutrienti alle cellule cerebrali, aspetti cruciali per il mantenimento delle funzioni cognitive e per la prevenzione del declino cognitivo. Inoltre, stimolano la produzione di fattori neurotrofici, come il fattore neurotrofico derivato dal cervello (BDNF), che supporta la sopravvivenza dei neuroni e promuove la formazione di nuove connessioni neuronali.

Il **tè verde** è ricco di catechine, in particolare l'epigallocatechina gallato (EGCG), che esercita potenti effetti neuroprotettivi. L'EGCG è stato studiato per la sua capacità di neutralizzare i radicali liberi e ridurre lo stress ossidativo, un contributore significativo al danno neuronale e alla progressione delle malattie neurodegenerative. Questo antiossidante unico influisce anche sulle vie di segnalazione cellulare che regolano la sopravvivenza e la morte cellulare, offrendo protezione contro i processi degenerativi. In aggiunta, l'EGCG modula l'attività di enzimi chiave coinvolti nella patogenesi dell'Alzheimer, come quelli responsabili della produzione di beta-amiloide, riducendo così l'accumulo di placche amiloidi nel cervello, un marcatore distintivo della malattia.

Integrare alimenti ricchi di Omega-3, cioccolato fondente e tè verde nella dieta quotidiana offre un approccio multifattoriale alla salute del cervello, sfruttando la loro capacità di modulare i meccanismi biochimici e cellulari alla base della funzione cognitiva e della neuroprotezione. Questa strategia alimentare, focalizzata sull'ottimizzazione dell'apporto di composti bioattivi specifici, può contribuire significativamente alla prevenzione della demenza e al mantenimento della salute cerebrale nel corso della vita.

- **Salute Ossea**

Nell'ambito della salute ossea, la sinergia tra nutrienti essenziali e l'attività fisica gioca un ruolo critico nel mantenere le ossa forti e resilienti. Questa interazione complessa tra dieta e esercizio fisico è alla base dei meccanismi che regolano la salute del sistema scheletrico.

Le ossa, oltre a fornire sostegno e protezione, agiscono come serbatoi per minerali vitali, regolando il metabolismo minerale e contribuendo a processi fisiologici cruciali. La loro integrità dipende da un equilibrato rimodellamento, un processo continuo che include la demolizione del vecchio tessuto osseo e la costruzione di nuovo tessuto. La nutrizione e l'esercizio fisico influenzano direttamente questo ciclo, modulando l'attività delle cellule coinvolte: gli osteoclasti, responsabili della risoluzione ossea, e gli osteoblasti, che formano nuovo tessuto osseo.

Nutrienti chiave e loro meccanismi d'azione

Il calcio è il costituente primario dell'osso, essenziale per la mineralizzazione e la forza ossea. La sua regolazione è finemente controllata da meccanismi ormonali che rispondono a variazioni dei livelli di calcio nel sangue, attivando l'assorbimento intestinale o il rilascio dalle ossa per mantenere l'omeostasi. Alimenti come latticini, verdure a foglia verde e pesce con ossa morbide forniscono il calcio necessario per sostenere queste funzioni vitali.

Il fosforo, in coppia con il calcio, contribuisce alla struttura cristallina che conferisce rigidezza alle ossa. Tuttavia, un equilibrio è fondamentale; un eccesso di fosforo, spesso dovuto al consumo di bevande gassate e alimenti processati, può disturbare l'equilibrio calcio-fosforo, compromettendo la salute ossea.

La vitamina D facilita l'assorbimento del calcio nell'intestino e regola il livello di calcio nel sangue, promuovendo la mineralizzazione ossea. La sua attività è cruciale per la prevenzione di malattie come il rachitismo nei bambini e l'osteoporosi negli adulti. La sintesi cutanea di vitamina D tramite l'esposizione solare rappresenta la principale fonte, con il supporto di alimenti come il pesce grasso e i latticini fortificati.

Il ruolo dell'esercizio fisico

L'attività fisica esercita i suoi effetti sulla salute ossea principalmente attraverso lo stress meccanico sulle ossa, che stimola l'attività osteoblastica, aumentando la densità e la forza ossea. Questo effetto è particolarmente evidente durante l'adolescenza e la giovane età adulta, periodi critici per l'accumulo di massa ossea. L'esercizio fisico regolare, specialmente quello di impatto come saltare o corriere, e l'allenamento con pesi sono particolarmente efficaci nel promuovere la salute ossea.

In sintesi, la salute ossea è sostenuta da un intreccio di fattori nutrizionali e fisici. La comprensione dei meccanismi attraverso cui nutrienti come il calcio, il fosforo e la vitamina D influenzano il rimodellamento osseo, insieme all'impatto dell'esercizio fisico, offre una base solida per strategie preventive e terapeutiche mirate a preservare la forza e la funzionalità del sistema scheletrico nel corso della vita.

- **Calcio, vitamina D.**

Nel tessuto narrativo della nostra salute, il calcio e la vitamina D tessono una trama fondamentale per la robustezza delle nostre ossa. Il calcio, il minerale più abbondante nel nostro corpo, è il mattone principale del tessuto osseo. Questo elemento non solo conferisce forza e struttura alle nostre ossa ma partecipa anche a funzioni vitali come la conduzione dei segnali nervosi, la contrazione muscolare e la coagulazione del sangue. Per gli adulti, l'ingestione giornaliera raccomandata di calcio si aggira intorno ai 1000 mg, mentre per le donne oltre i 50 anni e gli uomini oltre i 70, il fabbisogno aumenta a 1200 mg al giorno per contrastare la perdita di densità ossea che avanza con l'età.

Per assicurarsi che il "mattone" calcio sia adeguatamente utilizzato dal corpo, entra in scena la vitamina D, il regista che dirige l'assorbimento del calcio nell'intestino e la sua mobilizzazione nel sistema scheletrico. Questa vitamina essenziale, che il nostro corpo sintetizza quando la pelle è esposta alla luce solare, ha un ruolo cruciale nella prevenzione di malattie ossee come l'osteoporosi. La dose giornaliera raccomandata di vitamina D per un adulto è di 600 unità internazionali (UI), che aumenta a 800 UI per gli over 70, per garantire che le ossa rimangano forti e resilienti nel tempo.

Dove possiamo trovare questi preziosi alleati della nostra salute ossea? Il calcio si nasconde in abbondanza nei latticini come latte, yogurt e formaggio, offrendo una fonte facilmente assimilabile di questo minerale essenziale. Ma non solo; verdure a foglia verde come cavolo riccio e bietola, così come legumi e frutta secca, sono ottimi veicoli di calcio. Per la vitamina D, il sole rimane la nostra fonte primaria, ma non l'unica. Il pesce grasso, come il salmone e le sardine, le uova, i funghi esposti alla luce UV e alcuni alimenti fortificati arricchiscono la nostra dieta di questa vitamina solare.

Incorporando nella nostra alimentazione quotidiana queste fonti ricche di calcio e vitamina D, e abbracciando uno stile di vita che include l'esposizione moderata al sole, possiamo danzare attraverso la vita su un palcoscenico di ossa forti e resilienti. Questa sinfonia di nutrienti, armonizzata con le abitudini quotidiane, suona la melodia della salute ossea, permettendoci di vivere ogni giorno con vigore e vitalità.

- **Controllo del Peso e Metabolismo**

Nella narrazione del nostro benessere, il controllo del peso e il metabolismo si intrecciano in un racconto complesso, dove ogni scelta alimentare e ogni gesto quotidiano contribuiscono al fluire della trama. Questa storia è scritta attraverso le reazioni biochimiche del nostro corpo, la capacità di trasformare il cibo in energia e l'arte di mantenere un equilibrio armonioso tra l'energia consumata e quella spesa.

Il Flusso del Metabolismo

Il metabolismo, quel processo vitale che anima ogni nostra cellula, agisce come il narratore di questa storia, determinando la velocità con cui il nostro corpo brucia le calorie. Esso è influenzato da innumerevoli fattori: dalla genetica, che ci passa questo racconto di famiglia, all'età, che segna il tempo della nostra narrazione, e dall'esercizio

fisico, che aggiunge azione e dinamismo al racconto. Il
tessuto muscolare, ricco di energia e attività, brucia più
calorie rispetto al tessuto adiposo, anche in riposo,
sottolineando l'importanza dell'esercizio fisico non solo
come acceleratore del metabolismo ma come protagonista
nella prevenzione dell'aumento di peso.

L'Alimentazione come Trama Principale

Nel cuore del racconto, troviamo l'alimentazione, la trama
principale da cui dipende l'evolversi della storia. Una dieta
equilibrata, ricca di nutrienti essenziali, scrive capitoli di
salute e benessere, permettendo al nostro corpo di
funzionare al meglio. Alimenti naturali, minimamente
processati, sono i personaggi principali di questa trama,
fornendo energia sostenuta e contribuendo alla sensazione
di sazietà.

Il Ritmo degli Alimenti a Basso Indice Glicemico

Gli alimenti a basso indice glicemico entrano in scena come
ritmi sottili che influenzano il flusso della narrazione. Essi
rilasciano lo zucchero nel sangue in modo graduale,
mantenendo costante l'energia e regolando l'appetito.
Questo meccanismo d'azione aiuta a prevenire i picchi di
glicemia seguiti da rapidi cali, momenti di tensione nella
storia del nostro benessere che possono portare a decisioni
alimentari meno sagge.

L'Acqua, Sorgente di Vita

E poi c'è l'acqua, il filo conduttore che percorre l'intera
narrazione, essenziale per il corretto funzionamento di ogni
capitolo del nostro metabolismo. L'idratazione è critica per
ottimizzare le reazioni metaboliche e, sorprendentemente,
può essere la chiave per decifrare i segnali del nostro

corpo, distinguendo tra la vera fame e la semplice necessità di bere.

Nel comporre la propria storia personale di controllo del peso e gestione del metabolismo, ciascuno ha il potere di essere autore della propria salute. Attraverso la scelta di alimenti nutrienti, l'impegno in un'attività fisica regolare, la selezione di cibi a basso indice glicemico e mantenendo l'idratazione, si può scrivere un racconto di benessere e equilibrio, dove ogni decisione quotidiana contribuisce a una narrazione felice e sana.

- **Alimenti a basso indice glicemico, idratazione.**

Nel tessuto della nostra narrazione quotidiana sul benessere, gli alimenti a basso indice glicemico e l'idratazione emergono come trame chiave, tessendo insieme la complessa storia di controllo del peso e ottimizzazione del metabolismo. Questi elementi, attraverso meccanismi d'azione distinti ma complementari, giocano un ruolo fondamentale nel modellare il nostro stato di salute e benessere generale.

Alimenti a Basso Indice Glicemico: Sinfonia di Sazietà e Energia

Gli alimenti a basso indice glicemico (IG) rilasciano glucosio nel flusso sanguigno a un ritmo più moderato, evitando picchi di zucchero nel sangue che possono portare a improvvisi cali energetici e fame. La fibra presente in questi alimenti rallenta l'assorbimento di zucchero, contribuendo a una sensazione di sazietà prolungata e a un rilascio energetico costante.

Esempi consigliati di alimenti a basso IG includono:

- **Legumi**: come lenticchie, fagioli e ceci, offrono non solo un basso IG ma sono anche ricchi di proteine e fibre.

- **Cereali integrali**: come orzo, quinoa e avena, forniscono energia sostenuta senza i picchi di zucchero associati ai cereali raffinati.

- **Verdure a foglia verde** e la maggior parte delle **verdure non amidacee**: contribuiscono a una dieta equilibrata con un minimo impatto sui livelli di zucchero nel sangue.

- **Frutta con moderazione**: soprattutto quelle con una buona quantità di fibra come mele e pere, possono essere consumate per mantenere basso l'IG.

Incorporare questi alimenti nelle porzioni raccomandate, generalmente coprendo metà del piatto con verdure, un quarto con cereali integrali o legumi, e il rimanente con una fonte di proteine magre, può contribuire a regolare l'appetito e sostenere il controllo del peso.

Idratazione: Il Flusso Vitale del Benessere

L'idratazione svolge un ruolo centrale nella regolazione delle funzioni corporee, inclusa l'efficienza del metabolismo. Bere acqua sufficiente aiuta a mantenere il sistema in movimento, facilitando il trasporto di nutrienti e l'eliminazione delle scorie. Inoltre, l'acqua contribuisce a mantenere un senso di pienezza, spesso confuso con la fame, aiutando così a moderare l'assunzione calorica.

Quantità consigliata: È suggerito bere almeno 8 bicchieri d'acqua al giorno, sebbene questo fabbisogno possa variare in base al clima, all'attività fisica e alle condizioni di salute individuali. L'acqua è l'opzione migliore per l'idratazione, ma anche tè e caffè non zuccherati possono contribuire all'apporto idrico quotidiano.

Attraverso la comprensione e l'integrazione di alimenti a basso indice glicemico e un'adeguata idratazione nella nostra dieta, possiamo affinare la regolazione del nostro metabolismo e il controllo del peso. Questa sinergia, arricchita da scelte alimentari consapevoli e abitudini di idratazione, disegna una mappa verso un benessere duraturo, permettendoci di navigare con fiducia nel viaggio del vivere sano.

- **Prevenzione del Cancro**

La prevenzione del cancro può essere paragonata a un complesso ma armonioso concerto in cui ogni strumento suona la propria parte per creare una melodia di salute. Immagina le tue cellule come piccole città in cui gli antiossidanti agiscono come eroici difensori, neutralizzando i "vandali" noti come radicali liberi che cercano di danneggiare il DNA cellulare. Questo processo di protezione è vitale perché il DNA intatto significa cellule sane che non degenerano in cellule cancerose.

Ora, pensa alle fibre come ai lavoratori della sanificazione di queste città cellulari. Consumando cibi ricchi di fibre, facilitiamo il trasporto e l'eliminazione dei rifiuti, impedendo ai carcinogeni di attardarsi e interagire dannosamente con la parete intestinale. Questa pulizia interna costante riduce significativamente il rischio di cancro, specialmente nel colon.

L'esercizio fisico, poi, si rivela essere un potente antinfiammatorio naturale. Muovendoci regolarmente, stimoliamo il nostro corpo a ridurre l'infiammazione, un terreno fertile per lo sviluppo delle cellule cancerose. L'attività fisica rinforza inoltre il nostro sistema immunitario, affinando la sua capacità di riconoscere e distruggere le anomalie prima che possano diventare una minaccia seria.

La gestione del peso corporeo svolge anche un ruolo chiave nel mantenimento di un equilibrio ormonale sano. Il tessuto adiposo in eccesso può alterare questo equilibrio, aumentando la produzione di certi ormoni come l'estrogeno, che se presente in quantità elevate è stato collegato a un rischio maggiore di cancro. Di conseguenza, mantenere un peso sano attraverso dieta ed esercizio è fondamentale per ridurre questo rischio.

Infine, ridurre o eliminare il consumo di alcol e il fumo è cruciale. Queste abitudini introducono nel corpo sostanze chimiche dannose che possono attaccare direttamente il DNA delle nostre cellule, predisponendoci al cancro. Minimizzando l'esposizione a queste sostanze nocive, possiamo proteggere le nostre "città cellulari" da potenziali danni.

In sintesi, la prevenzione del cancro richiede un impegno attivo nel promuovere e mantenere l'integrità delle nostre cellule attraverso scelte di vita salutari. Ogni decisione che prendiamo, dal cibo che mangiamo all'attività fisica che svolgiamo, e dalle abitudini che evitiamo, contribuisce alla creazione di un ambiente interno in cui il cancro ha minori possibilità di svilupparsi. Questo approccio olistico alla salute ci permette di dirigere l'orchestra del nostro benessere, suonando la melodia della prevenzione del cancro con ogni scelta quotidiana.

- **Crucifere, tè verde, pomodori.**

Nel contesto della prevenzione del cancro attraverso l'alimentazione, integrare la propria dieta con crucifere, tè verde e pomodori non solo è una scelta saggia ma anche deliziosa. Vediamo come queste "superfoods" possano essere consumate in quantità ottimali per massimizzare i loro benefici salutari in modo organico e piacevole.

Iniziamo dalle verdure crucifere, come broccoli, cavolfiori, cavoli e cavoletti di Bruxelles, vere e proprie centrali di composti solforati che combattono il cancro. L'idea non è di trasformare ogni pasto in una maratona di broccoli, ma di includere queste potenze nutritive nella nostra dieta con una certa regolarità. Circa 2-3 volte alla settimana, inserire una porzione di queste verdure, che potrebbe essere mezza tazza se cotte o una tazza se consumate crude, può contribuire a fornire quel sostegno anticancerogeno desiderato. Questa frequenza consente di variare gli apporti nutrizionali senza sovraccaricare il palato.

Passando al tè verde, questa bevanda millenaria non solo rilassa ma protegge anche grazie alle sue ricche catechine. Bere da 2 a 3 tazze di tè verde al giorno diventa un rituale salutare che si può facilmente abbracciare. Ogni tazza, preparata con cura, è una piccola infusione di bene per il corpo, offrendo tra i 100 e i 200 mg di catechine. Iniziare la giornata con una tazza, concedersi un momento di pausa nel pomeriggio e magari chiudere il pasto serale con un altro infuso, può essere un modo piacevole e tranquillo per assicurarsi questi benefici quotidianamente.

Infine, i pomodori, con il loro ricco contenuto di licopene, offrono protezione in una varietà di modi deliziosi. Consumare pomodori ogni giorno, mirando a includere circa 22 mg di licopene, si traduce in circa una tazza e mezza di pomodori crudi quotidianamente. Tuttavia, la cucina ci viene in aiuto: il licopene diventa più biodisponibile attraverso la cottura, quindi un sugo di pomodoro casalingo o una porzione di pomodori arrosto possono essere altrettanto benefici, se non di più, rispetto ai loro equivalenti crudi.

Incorporare questi alimenti nella propria routine alimentare non deve essere visto come un compito, ma come un'opportunità per esplorare nuove ricette e gusti, mantenendo al contempo il corpo nutrito e protetto. Questa integrazione consapevole e variegata nella dieta quotidiana si traduce in un approccio più olistico e piacevole alla prevenzione del cancro, permettendo di godere dei piaceri della tavola mentre si cura della propria salute.

- **Salute della Pelle**

La salute della pelle non è solamente una questione estetica, ma riflette la salute generale del nostro organismo e il suo stato di benessere. La pelle, il più grande organo del corpo umano, funge da barriera protettiva contro i danni ambientali, gli agenti patogeni e regola anche la temperatura corporea. Mantenere la pelle sana è fondamentale per la protezione generale e per promuovere il processo di guarigione naturale del corpo. La nutrizione gioca un ruolo chiave nella salute della pelle, fornendo i nutrienti necessari per supportare la sua funzione di barriera e per promuovere il rinnovamento cellulare.

Uno degli aspetti fondamentali per mantenere la pelle sana e giovane è l'idratazione. L'acqua costituisce circa il 64% della pelle, e una corretta idratazione è essenziale per mantenere l'elasticità e la resilienza della pelle. Bere abbondante acqua durante la giornata aiuta a mantenere la pelle idratata dall'interno, mentre l'uso di idratanti aiuta a trattenere l'umidità sulla superficie della pelle, prevenendo la secchezza e la desquamazione.

Inoltre, la dieta svolge un ruolo cruciale nella salute della pelle. Alimenti ricchi di antiossidanti, come frutta e verdura colorate, combattono i danni dei radicali liberi, che possono accelerare l'invecchiamento della pelle. Gli acidi grassi omega-3, trovati nel pesce e nei semi di lino, contribuiscono a mantenere l'integrità della membrana cellulare, favorendo una pelle luminosa e sana.

La vitamina E, in particolare, è un nutriente vitale per la salute della pelle, grazie alle sue proprietà antiossidanti che aiutano a proteggere le cellule della pelle dai danni ambientali causati dai raggi UV e dall'inquinamento. Si trova in alimenti come gli oli vegetali, i frutti a guscio, i semi e le verdure a foglia verde, e lavora in sinergia con la vitamina C per rafforzare la barriera cutanea.

In conclusione, una corretta idratazione, sia interna che esterna, unita a una dieta ricca di nutrienti essenziali, è fondamentale per promuovere una pelle sana e per proteggere il corpo dagli elementi esterni. L'adozione di abitudini alimentari sane e di uno stile di vita equilibrato non solo beneficia la salute generale, ma si riflette anche in una pelle radiosa e vigorosa.

- **Vitamina E, cibi idratanti.**

La vitamina E e gli alimenti idratanti giocano ruoli fondamentali nella promozione della salute della pelle, agendo attraverso meccanismi specifici e fornendo i nutrienti essenziali per mantenere la pelle idratata, elastica e protetta dai danni ambientali. La comprensione di come questi componenti agiscono e delle quantità raccomandate può aiutare a integrarli efficacemente nella dieta quotidiana.

Vitamina E: Guardiana della Pelle

La vitamina E è un potente antiossidante liposolubile che protegge le membrane cellulari dai danni ossidativi causati dai radicali liberi, in particolare quelli prodotti dall'esposizione ai raggi UV e dall'inquinamento. Questo meccanismo di protezione aiuta a prevenire l'invecchiamento precoce della pelle e la formazione di rughe. La vitamina E ha anche un ruolo nell'aiutare la pelle a trattenere l'umidità, contribuendo a mantenere la pelle idratata e riducendo la secchezza.

Le dosi giornaliere raccomandate di vitamina E variano a seconda dell'età e del sesso, ma per gli adulti, l'assunzione raccomandata è di circa 15 milligrammi (mg) al giorno. Alcuni dei migliori alimenti ricchi di vitamina E includono:

- Semi di girasole: circa 7.4 mg per oncia (28 grammi)

- Mandorle: circa 7.3 mg per oncia

- Spinaci cotti: circa 1.9 mg per mezza tazza

- Avocado: circa 2.7 mg per avocado intero

Cibi Idratanti: L'Acqua che Nutre

Gli alimenti ad alto contenuto di acqua sono essenziali per mantenere la pelle ben idratata dall'interno. Questi alimenti non solo forniscono idratazione ma sono anche ricchi di vitamine, minerali e antiossidanti che supportano la salute della pelle.

Esempi di alimenti idratanti includono:

- Cetrioli: contengono circa il 96% di acqua

- Anguria: contiene circa il 92% di acqua e licopene, un potente antiossidante

- Fragole: contengono circa il 91% di acqua e una buona dose di vitamina C

- Pomodori: contengono circa il 94% di acqua e licopene

Il consumo regolare di questi alimenti, insieme a una sufficiente assunzione di liquidi, può aiutare a mantenere la pelle idratata, elastica e luminosa.

Meccanismi d'Azione e Sinergie Nutrizionali

La vitamina E protegge le membrane cellulari dall'ossidazione, rinforzando la barriera cutanea contro i danni esterni. Questo processo non solo rallenta l'invecchiamento cutaneo ma favorisce anche la capacità della pelle di trattenere l'umidità. Inoltre, quando la vitamina E viene assunta insieme ad altri antiossidanti, come la vitamina C, l'effetto protettivo sulla pelle è potenziato, creando una difesa più robusta contro i fattori ambientali nocivi.

Gli alimenti idratanti, ricchi di acqua, forniscono un'idratazione diretta alle cellule della pelle, supportando la funzione di barriera della pelle e aiutando a mantenere una pelle liscia e idratata. Questi alimenti, ricchi anche di nutrienti essenziali, promuovono la salute della pelle da più fronti.

Integrare la dieta con una varietà di alimenti ricchi di vitamina E e cibi ad alto contenuto d'acqua, assieme a un'adeguata assunzione di liquidi, rappresenta una strategia efficace per sostenere la salute della pelle, proteggendola dagli effetti dannosi dell'ambiente e mantenendo la sua idratazione e nutrizione ottimali.

Alimentazione e Prevenzione: Una Guida Nutraceutica Verso la Salute"

In un mondo dove la ricerca medica continua a progredire, l'attenzione si rivolge sempre più verso come possiamo utilizzare il cibo non solo come fonte di nutrimento ma anche come medicina preventiva. Questa tabella è un'esplorazione approfondita degli alimenti e delle molecole specifiche che contengono, evidenziando come possano agire simili a farmaci nel combattere e prevenire diverse patologie, dal cancro alle malattie cardiache, dal diabete all'osteoporosi.

Attraverso la tabella, viene fornito un elenco dettagliato di condizioni di salute specifiche accanto agli alimenti nutraceutici correlati che hanno dimostrato di avere effetti benefici nella prevenzione o nel trattamento di tali condizioni. Per ogni alimento, viene identificata la molecola attiva contenuta, la quantità giornaliera raccomandata per ottenere i massimi benefici, e viene fornito un paragone con un farmaco conosciuto per lo stesso effetto, delineando così un ponte tra la medicina tradizionale e l'alimentazione consapevole.

Questa guida si propone di offrire un approccio olistico alla salute, sottolineando l'importanza dell'alimentazione nella prevenzione delle malattie e nel promuovere il benessere generale. La tabella rappresenta una risorsa preziosa per chi cerca di integrare la propria dieta con alimenti che non solo nutrono ma anche proteggono e rafforzano il corpo contro vari disturbi. L'obiettivo è dimostrare che, con scelte alimentari informate, possiamo effettivamente influenzare positivamente la nostra salute e ridurre il rischio di numerose patologie.

Patologia	Alimento Nutraceutico	Molecola Contenuta	Quantità Consigliata	Effetto
Affaticamento cronico	Semi di Chia	Omega-3, Fibre	2 cucchiai al giorno	Aumento dell'energia, miglioramento della digestione
	Spinaci	Ferro, Magnesio	100g al giorno	Contrasto alla stanchezza, supporto energetico

	Banane	Potassio, Vitamine B	1-2 banane al giorno	Energia, miglioramento del metabolismo
	Avena	Carboidrati a rilascio lento, Fibre	70g (fiocchi) al giorno	Energia sostenuta, sazietà
	Noci brasiliane	Selenio	2-3 noci al giorno	Supporto alla funzione tiroidea, energia
	Acqua di cocco	Elettroliti	200-400ml al giorno	Idratazione, recupero energetico
Ansia	Camomilla	Apigenina	3-4 tazze di tè al giorno	Effetti calmanti
	Semi di zucca	Magnesio	30g al giorno	Riduzione dei sintomi di ansia
	Cioccolato fondente	Flavonoidi	20-30g al giorno	Miglioramento dell'umore e riduzione dell'ansia

	Tè verde	L-Theanina	3-4 tazze al giorno	Effetti rilassanti
	Yogurt	Probiotici	150-200g al giorno	Influenza positiva sull'asse intestino-cervello
	Noci	Acidi grassi Omega-3	30g al giorno	Supporto alla salute mentale
Artrite reumatoide	Pesce grasso	Omega-3	2 porzioni settimanali	Riduzione dell'infiammazione e del dolore
	Olio extravergine d'oliva	Polifenoli	2-3 cucchiai al giorno	Effetti antinfiammatori
	Zenzero	Gingeroli	1-2g al giorno	Effetti antinfiammatori e analgesici
	Curcuma	Curcumina	1 cucchiaino al giorno	Effetti antinfiammatori
	Bacche	Antocianine	150g al giorno	Antiossidanti e antinfiammatori

	Semi di lino	Omega-3	2 cucchiai al giorno	Riduzione dell'infiamm azione
Asma	Pomodori	Licopene	200g al giorno	Riduzione dell'infiamm azione delle vie aeree
	Mele	Quercetina	1-2 mele al giorno	Supporto antiossidant e, potenziale effetto antiasmatico
	Spinaci	Magnesio	100g al giorno	Potenziale rilassament o dei muscoli delle vie aeree
	Semi di zucca	Magnesio	30g al giorno	Supporto alla funzione respiratoria

	Banane	Potassio	1-2 banane al giorno	Supporto alla salute respiratoria
	Pesce grasso	Omega-3	2 porzioni settimanali	Riduzione dell'infiamm azione nelle vie aeree
Cancro al Fegato	Caffè	Composti fenolici	2-3 tazze al giorno	Riduzione del rischio di carcinogene si epatica
	Aglio	Alicina	1-2 spicchi al giorno	Proprietà antimicrobic he, potenziale anticancro
	Tè verde	Catechine	3-4 tazze al giorno	Potenziale effetto anticancro, supporto alla detossificazi one

	Pomodori	Licopene	200g al giorno	Antiossidante, potenziale riduzione del rischio
	Barbabietole	Betaina	100g al giorno	Supporto alla detossificazione del fegato, antiossidante
	Noci	Omega-3, Vitamina E	30g al giorno	Supporto antiossidante, potenziale anticancro
Cancro al Pancreas	Spinaci	Magnesio, Folati	100g al giorno	Supporto alla salute cellulare, potenziale anticancro

	Curcuma	Curcumina	1 cucchiaino al giorno	Effetti antinfiamma tori, potenziale anticancro
	Uva	Resveratro lo	150g al giorno	Potenziale effetto anticancro, antiossidant e
	Pomodori	Licopene	200g al giorno	Antiossidant e, potenziale riduzione del rischio
	Tè verde	Catechine	3-4 tazze al giorno	Potenziale effetto anticancro, supporto alla detossificazi one

	Salmone	Omega-3	2 porzioni settimanali	Supporto antinfiammatorio, potenziale anticancro
Cancro allo Stomaco	Broccoli	Sulforafano	1 porzione al giorno	Potenziale anticancro, supporto alla detossificazione
	Papaya	Papaina	1 frutto medio al giorno	Enzimi digestivi, potenziale riduzione del rischio
	Zenzero	Gingeroli	1-2g al giorno	Effetti antinfiammatori, potenziale anticancro

	Mirtilli	Antocianine	150g al giorno	Antiossidante, potenziale riduzione del rischio
	Cavolfiore	Glucosinolati	100g al giorno	Potenziale anticancro, supporto alla detossificazione
	Tè verde	Catechine	3-4 tazze al giorno	Potenziale effetto anticancro, supporto alla detossificazione
Cancro all'Ovario	Crucifere (broccoli, cavoli)	Sulforafano	1 porzione al giorno	Potenziale anticancro, supporto alla detossificazione

Spinaci	Folati	100g al giorno	Supporto alla salute cellulare, potenziale riduzione del rischio
Tè verde	Catechine	3-4 tazze al giorno	Potenziale effetto anticancro, supporto alla detossificazione
Pomodori	Licopene	200g al giorno	Antiossidante, potenziale riduzione del rischio
Salmone	Omega-3	2 porzioni settimanali	Supporto antinfiammatorio, potenziale anticancro

	Semi di zucca	Zinco	30g al giorno	Supporto al sistema immunitario, potenziale anticancro
Cancro del Colon	Cavolo	Glucosinolati	100g al giorno	Potenziale anticancro, detossificazione
	Aglio	Alicina	1-2 spicchi al giorno	Proprietà antimicrobiche, potenziale anticancro
	Lenticchie	Fibre	150-200g al giorno	Supporto alla salute intestinale, potenziale riduzione del rischio

	Mele	Fibre, Quercetina	1-2 mele al giorno	Supporto alla salute intestinale, effetto antiossidante
	Semi di lino	Lignani	2 cucchiai al giorno	Effetto antiossidante, potenziale anticancro
	Tè verde	Catechine	3-4 tazze al giorno	Potenziale effetto anticancro, supporto alla detossificazione
Cancro del Polmone	Carote	Beta-carotene	100g al giorno	Antiossidante, potenziale riduzione del rischio

	Pomodori	Licopene	200g al giorno	Antiossidante, potenziale riduzione del rischio
	Crucifere (broccoli, cavoli)	Sulforafano	1 porzione al giorno	Potenziale anticancro, supporto alla detossificazione
	Aglio	Alicina	1-2 spicchi al giorno	Potenziale anticancro, proprietà antimicrobiche
	Semi di lino	Omega-3, Lignani	2 cucchiai al giorno	Supporto antinfiammatorio, potenziale anticancro

	Tè verde	Catechine	3-4 tazze al giorno	Potenziale effetto anticancro, supporto alla detossificazione
Cancro della Pelle	Mirtilli	Antocianine	150g al giorno	Antiossidante, potenziale protezione dai danni UV
	Pomodori	Licopene	200g al giorno	Antiossidante, potenziale protezione dai danni UV
	Carote	Beta-carotene	100g al giorno	Antiossidante, potenziale riduzione del rischio

	Semi di chia	Omega-3	2 cucchiai al giorno	Supporto alla salute della pelle, antiossidante
	Spinaci	Luteina, Zeaxantina	100g al giorno	Antiossidanti, supporto alla protezione della pelle
	Arance	Vitamina C	1-2 arance al giorno	Supporto alla produzione di collagene, antiossidante
Cellulite	Ananas	Bromelina	100-150g al giorno	Supporto alla riduzione dell'infiammazione e alla digestione delle proteine

Acqua	---	Almeno 2 litri al giorno	Idratazione della pelle e supporto alla eliminazione delle tossine
Peperoncino rosso	Capsaicina	A piacere, secondo tolleranza	Stimolazione della circolazione sanguigna e del metabolismo
Semi di lino	Omega-3, Fibre	2 cucchiai al giorno	Miglioramento della circolazione e supporto all'eliminazione delle tossine

	Tè verde	Catechine	3-4 tazze al giorno	Supporto al metabolismo e alla riduzione dell'accumulo di liquidi
	Pomodori	Licopene	200g al giorno	Supporto alla struttura del collagene e alla salute della pelle
Colesterolo alto	Avena	Beta-glucano	70g (fiocchi) al giorno	Riduzione del colesterolo LDL
	Noci	Acidi grassi Omega-3	30g al giorno	Diminuzione del colesterolo
	Tè verde	Catechine	3-4 tazze al giorno	Diminuzione del colesterolo LDL

	Avocado	Grassi monoinsaturi	Mezzo avocado al giorno	Miglioramento del profilo lipidico
	Fagioli	Fibre	150-200g al giorno	Riduzione dell'assorbimento del colesterolo
	Melagrana	Antiossidanti	1 melagrana al giorno	Effetti protettivi sul cuore
Demenza	Bacche	Antocianine	150g al giorno	Supporto alla funzione cognitiva
	Noci	Omega-3	30g al giorno	Effetti neuroprotettivi, supporto alla memoria
	Verdure a foglia verde	Vitamina K, Luteina	100g al giorno	Prevenzione del declino cognitivo
	Pesce grasso	Omega-3	2 porzioni settimanali	Supporto alla salute cerebrale

	Curcuma	Curcumina	1 cucchiaino al giorno	Effetti antinfiammatori e neuroprotettivi
	Semi di zucca	Magnesio, Zinco	30g al giorno	Supporto alla funzione cognitiva e al benessere mentale
Depressione	Olio di pesce	Omega-3	250-500mg di EPA e DHA al giorno	Effetti antidepressivi
	Semi di zucca	Magnesio	30g al giorno	Supporto alla funzione cerebrale, miglioramento dell'umore
	Spinaci	Acido folico	100g al giorno	Supporto alla salute mentale

	Cacao	Flavonoidi	20g al giorno	Miglioramento dell'umore, benessere
	Avocado	Acidi grassi monoinsaturi	Mezzo avocado al giorno	Effetti benefici sul benessere mentale
	Tè verde	L-Theanina, Catechine	3-4 tazze al giorno	Effetti rilassanti, miglioramento dell'umore
Diabete Tipo 2	Cereali integrali	Fibre	3 porzioni al giorno	Miglioramento della glicemia, sensibilità all'insulina
	Legumi	Fibre, proteine	150-200g al giorno	Controllo della glicemia, sazietà

	Noci	Acidi grassi insaturi	30g al giorno	Miglioramento del profilo lipidico
	Mirtilli	Antocianine	150g al giorno	Riduzione dei livelli di zucchero nel sangue
	Semi di Chia	Omega-3, Fibre	2 cucchiai al giorno	Miglioramento del controllo glicemico
	Verdure a foglia verde	Magnesio	1-2 porzioni al giorno	Miglioramento della sensibilità all'insulina
Disturbi gastrointestinali	Yogurt	Probiotici	150-200g al giorno	Ripristino dell'equilibrio della flora intestinale
	Zenzero	Gingeroli	1-2g al giorno	Alleviamento di nausea e vomito

	Mele	Pectina	1-2 mele al giorno	Supporto nella regolazione intestinale
	Banane	Potassio	1-2 banane al giorno	Supporto nella regolazione intestinale
	Peppermint	Mentolo	Tè di peppermint 2-3 volte al giorno	Alleviamento di spasmi intestinali
	Kefir	Probiotici	150-200ml al giorno	Supporto alla salute intestinale
Infezioni	Aglio	Alicina	1-2 spicchi al giorno	Proprietà antimicrobiche
	Miele	Enzimi, antiossidanti	1-2 cucchiai al giorno	Effetti antibatterici, cicatrizzanti

	Yogurt	Probiotici	150-200g al giorno	Supporto al sistema immunitario, equilibrio microbico
	Cranberry (Mirtillo rosso)	Proantocianidine	150-200g al giorno o succo	Riduzione del rischio di infezioni urinarie
	Tè verde	Catechine	3-4 tazze al giorno	Potenziale effetto antivirale
	Zenzero	Gingeroli	1-2g al giorno	Effetti antimicrobici
Insufficienza venosa	Mirtillo rosso	Antocianine	150g al giorno	Rafforzamento dei capillari, riduzione della permeabilità

	Castagna d'India	Escina	Secondo supplemento	Supporto alla circolazione, riduzione dell'edema
	Aglio	Alicina	1-2 spicchi al giorno	Riduzione dell'aggregazione piastrinica, supporto alla circolazione
	Uva	Resveratrolo	150g al giorno	Protezione dei vasi sanguigni, effetti antinfiammatori
	Noci	Omega-3	30g al giorno	Supporto alla salute vascolare, effetti antinfiammatori

	Ananas	Bromelina	100g al giorno	Riduzione dell'infiammazione, supporto alla circolazione
Ipertensione	Barbabietole	Nitrati	100g al giorno	Riduzione della pressione sanguigna
	Spinaci	Potassio	100g al giorno	Controllo della pressione sanguigna
	Banane	Potassio	1-2 banane al giorno	Regolazione della pressione sanguigna

	Semi di lino	Omega-3, fibre	2 cucchiai al giorno	Miglioramento della pressione sanguigna
	Cacao in polvere	Flavonoidi	2-3 cucchiai al giorno	Supporto alla salute dei vasi sanguigni
	Aglio	Alicina	1-2 spicchi al giorno	Riduzione della pressione sanguigna
Ipertrofia prostatica benigna	Pomodori	Licopene	200g al giorno	Riduzione dei sintomi
	Semi di zucca	Acidi grassi Omega-3 e zinco	30g al giorno	Supporto alla salute della prostata
	Tè verde	Catechine	3-4 tazze al giorno	Effetto antinfiammatorio sulla prostata

	Pesce grasso	Omega-3	2 porzioni settimanali	Effetti antinfiammatori
	Avocado	Beta-sitosterolo	Mezzo avocado al giorno	Aiuto nella riduzione dei sintomi
	Noci	Selenio	30g al giorno	Protezione cellulare
Ipotiroidismo	Alghe marine	Iodio	Varia secondo tipo	Supporto alla funzione tiroidea
	Noci brasiliane	Selenio	2-3 noci al giorno	Supporto alla funzione tiroidea e all'attività degli enzimi tiroidei
	Lenticchie	Ferro	150-200g al giorno	Supporto alla produzione degli ormoni tiroidei

	Uova	Iodio, Selenio	1-2 uova al giorno	Supporto alla funzione tiroidea
	Yogurt	Iodio	150-200g al giorno	Supporto alla funzione tiroidea
	Pollo	Zinco	100-150g al giorno	Supporto alla funzione tiroidea
Malattie Cardiovascolari	Olio d'oliva	Polifenoli	2-3 cucchiai al giorno	Riduzione del colesterolo, salute vascolare
	Avena	Beta-glucano	70g (fiocchi) al giorno	Riduzione del colesterolo LDL
	Bacche	Antocianine	150g al giorno	Supporto alla salute cardiovascolare
	Noci	Acidi grassi Omega-3	30g al giorno	Prevenzione della formazione di coaguli

	Pesce grasso	Omega-3	2 porzioni settimanali	Miglioramento del profilo lipidico
	Spinaci	Potassio	100g al giorno	Controllo della pressione sanguigna
Malattie Infiammatorie	Curcuma	Curcumina	1 cucchiaino al giorno	Effetti antinfiammatori
	Olio di pesce	Omega-3	250-500mg di EPA e DHA al giorno	Riduzione dell'infiammazione
	Ciliegie	Antocianine	150g al giorno	Riduzione dell'infiammazione e del dolore
	Zenzero	Gingeroli	1-2g al giorno	Effetti antinfiammatori
	Ananas	Bromelina	100g al giorno	Effetti antinfiammatori e analgesici

	Semi di lino	Omega-3	2 cucchiai al giorno	Riduzione dell'infiamm azione sistemica
Obesità	Avocado	Grassi monoinsat uri	Mezzo avocado al giorno	Controllo del peso, effetto saziante
	Legumi	Fibre, proteine	150-200g al giorno	Aiuto nel controllo del peso, promozione della sazietà
	Frutta e verdura a basso IG	Fibre	Varia	Regolazione dell'appetito, controllo del peso
	Noci	Acidi grassi Omega-3 e fibre	30g al giorno	Aiuto nel controllo dell'appetito
	Quinoa	Proteine, fibre	1 porzione (circa 185g cotta) al giorno	Sensazione di sazietà prolungata

	Yogurt greco	Proteine	150-200g al giorno	Supporto al senso di sazietà, controllo del peso
Osteoporosi	Latte fortificato	Calcio, Vitamina D	200-400ml al giorno	Rinforzo della densità ossea
	Mandorle	Calcio, Magnesio	30-50g al giorno	Supporto alla salute ossea, mineralizzaz ione
	Verdure a foglia verde	Vitamina K, Calcio	1-2 porzioni al giorno	Supporto alla mineralizzaz ione ossea
	Fichi secchi	Calcio	5-6 fichi al giorno	Aumento dell'assunzi one di calcio
	Semi di sesamo	Calcio	2 cucchiai al giorno	Rinforzo della densità ossea

	Yogurt	Calcio, Probiotici	200g al giorno	Aumento dell'assunzione di calcio, salute intestinale
Salute del cuore	Pesce grasso	Omega-3	2 porzioni settimanali	Miglioramento del profilo lipidico
	Olio d'oliva	Polifenoli	2-3 cucchiai al giorno	Riduzione della pressione sanguigna
	Avocado	Grassi monoinsaturi	Mezzo avocado al giorno	Controllo del peso, salute vascolare
	Mandorle	Vitamina E, Magnesio	30-50g al giorno	Prevenzione della formazione di coaguli
	Spinaci	Potassio, Folato	100g al giorno	Regolazione della pressione sanguigna

	Semi di Chia	Omega-3, Fibre	2 cucchiai al giorno	Riduzione del colesterolo
Salute della pelle	Avocado	Vitamina E e acidi grassi monoinsaturi	Mezzo avocado al giorno	Idratazione e nutrimento della pelle
	Semi di girasole	Vitamina E	30g al giorno	Protezione antiossidante per la pelle
	Salmone	Omega-3	2 porzioni settimanali	Riduzione dell'infiammazione cutanea
	Pomodori	Licopene	200g al giorno	Protezione dai danni UV
	Noci	Acidi grassi Omega-3	30g al giorno	Supporto alla barriera cutanea
	Carote	Beta-carotene	100g al giorno	Protezione dai danni UV

Salute dell'intestino	Yogurt	Probiotici	150-200g al giorno	Supporto alla salute intestinale
	Kefir	Probiotici	150-200ml al giorno	Equilibrio della flora intestinale
	Banane	Pectina, Fibre	1-2 banane al giorno	Supporto alla salute digestiva
	Semi di lino	Mucillagine, Omega-3	2 cucchiai al giorno	Supporto alla regolarità intestinale
	Zenzero	Gingeroli	1-2g al giorno	Effetti antinfiammatori, aiuto nella digestione
	Asparagi	Inulina	100g al giorno	Prebiotico, supporto alla flora intestinale

	Spinaci	Luteina e zeaxantina	100g al giorno	Riduzione del rischio di degenerazio ne maculare
	Pesce grasso	DHA	2 porzioni settimanali	Supporto alla salute retinica
	Uova	Luteina e zeaxantina	1-2 uova al giorno	Protezione della vista
Salute oculare	Arance	Vitamina C	1-2 arance al giorno	Riduzione del rischio di cataratta
	Noci	Vitamina E e Omega-3	30g al giorno	Protezione antiossidant e per gli occhi
	Mirtilli	Antocianin e	150g al giorno	Supporto alla funzione visiva
Salute ossea	Semi di sesamo	Calcio	2 cucchiai al giorno	Rinforzo della densità ossea

	Yogurt	Calcio, Vitamina D	200g al giorno	Supporto alla salute ossea
	Sardine	Calcio, Omega-3	100g al giorno	Aumento dell'assunzione di calcio e supporto antinfiammatorio
	Broccoli	Vitamina K, Calcio	100g al giorno	Supporto alla mineralizzazione ossea
	Fichi secchi	Calcio, Potassio	5-6 fichi secchi al giorno	Aumento dell'assunzione di calcio e potassio
	Mandorle	Calcio, Magnesio	30g al giorno	Supporto alla salute ossea e mineralizzazione
Stress	Cioccolato fondente	Flavonoidi	20-30g al giorno	Effetti di riduzione dello stress

	Avocado	Vitamine B	Mezzo avocado al giorno	Supporto al sistema nervoso
	Tè verde	L-Theanina	3-4 tazze al giorno	Effetti rilassanti
	Noci	Omega-3, Magnesio	30g al giorno	Riduzione dei sintomi di stress
	Mirtilli	Antocianine	150g al giorno	Riduzione dello stress ossidativo
	Spinaci	Magnesio	100g al giorno	Contributo alla riduzione della stanchezza e dell'affaticamento
Tumore al Seno	Semi di lino	Lignani	30g al giorno	Modulazione ormonale, riduzione del rischio

	Cavolo	Sulforafano	1 porzione al giorno	Potenziale anticancro, detossificazione
	Pomodori	Licopene	200g al giorno	Riduzione del rischio, potenziale anticancro
	Tè verde	Catechine	3-4 tazze al giorno	Inibizione della crescita tumorale
	Bacche	Antocianine	150g al giorno	Supporto antiossidante
	Curcuma	Curcumina	1 cucchiaino al giorno	Effetti antinfiammatori
Tumore alla Prostata	Pomodori	Licopene	200g al giorno	Riduzione del rischio, potenziale anticancro

Semi di zucca	Zinco	30g al giorno	Supporto alla salute della prostata
Soia	Isoflavoni	25g di proteine di soia al giorno	Modulazione ormonale, potenziale anticancro
Tè verde	Catechine	3-4 tazze al giorno	Prevenzione
Broccoli	Sulforafano	1 porzione al giorno	Potenziale anticancro
Melagrana	Acido ellagico	1 melagrana al giorno	Supporto antiossidante

Ecco a voi il podio dei super campioni nutraceutici, quegli eroi del benessere che ogni cucina dovrebbe ospitare per una salute da medaglia d'oro!

Primo posto: Semi di Lino

Sul gradino più alto del podio trionfano i semi di lino, veri e propri gioielli della natura. Non lasciatevi ingannare dalle loro dimensioni; questi piccoli semi sono un concentrato di lignani, omega-3 e fibre, facendoli brillare per la loro capacità di modulare gli ormoni e ridurre il rischio di tumore al seno, quasi come il Tamoxifene, ma senza effetti collaterali! Un cucchiaio (o due) al giorno tiene lontano il medico... e non solo.

Secondo posto: Tè Verde

Sul secondo gradino troviamo il tè verde, l'antico elisir che non passa mai di moda. Con le sue catechine, in particolare l'EGCG, il tè verde è un maestro nell'arte di inibire la crescita tumorale, mettendo in ombra anche alcuni chemioterapici. Tre o quattro tazze al giorno di questa bevanda possono trasformare la vostra pausa tè nel vostro scudo personale contro il tumore al seno e non solo.

Terzo posto: Pomodori

Infine, ma non per importanza, i pomodori salgono sul terzo gradino del podio. Questi frutti (sì, tecnicamente sono frutti!) ricchi di licopene non solo danno quel tocco di colore alle nostre insalate ma combattono fieramente contro il rischio di tumore alla prostata, agendo come gli inibitori della 5-alfa-reduttasi. Consumare 200g al giorno di pomodori è un delizioso modo per prendersi cura della propria salute, fornendo al corpo una dose giornaliera di potenziale anticancro.

Questo podio dei super cibi nutraceutici ci dimostra che integrare questi alimenti nella nostra dieta non solo è un passo verso una salute migliore ma è anche un gesto di amore verso noi stessi. Sia che scegliate di spolverare i vostri yogurt con semi di lino, di concedervi una pausa con una tazza di tè verde, o di gustare una succosa insalata di pomodori, sappiate che state facendo un grande favore al vostro corpo. Salute e buon appetito!

Conclusioni

Concludendo questo libro, si svela un quadro complesso ma affascinante, che intreccia la scienza dell'alimentazione, i benefici dell'attività fisica, e la profonda connessione tra mente e corpo nella costruzione di una vita salutare e piena. Queste pagine non solo hanno fornito informazioni e consigli pratici, ma hanno anche invitato a una riflessione più ampia sul significato di benessere e su come ciascuno può avvicinarsi alla sua realizzazione personale.

La scoperta dei super cibi della prevenzione e il loro potere contro malattie e infiammazioni ci ricorda che, nel piatto quotidiano, risiede una delle chiavi più potenti per custodire la nostra salute. L'importanza di un'alimentazione consapevole e di una vita attiva emerge non solo come pilastro per prevenire malattie ma anche come fonte di vitalità, energia ed equilibrio psicofisico.

Questo percorso ha evidenziato che la salute non è un obiettivo da raggiungere e poi dimenticare, ma un viaggio costante, ricco di scelte quotidiane che, sommate insieme, tessono il tessuto di una vita ben vissuta. L'attenzione si sposta dall'essere reattivi di fronte alla malattia, a diventare proattivi nella cura del proprio benessere, adottando uno stile di vita che abbraccia alimentazione equilibrata, movimento regolare e cura della mente.

Attraverso l'esplorazione delle zone blu e dei principi di longevità che caratterizzano le popolazioni più sane e longeve del mondo, si è rivelata l'importanza di mantenere forti legami sociali, di coltivare la gratitudine, e di trovare gioia nelle piccole cose. Queste lezioni di vita sono un promemoria del fatto che la salute va oltre la fisicità, radicandosi profondamente nel tessuto delle nostre relazioni, delle nostre comunità e nel nostro approccio alla vita.

In sintesi, questo libro vuole essere un invito a guardare alla salute come a un bene prezioso e multiforme, che si nutre di scelte consapevoli, impegno quotidiano e amore per sé stessi. Non è necessario aspirare a cambiamenti radicali immediati; piccoli passi costanti possono portare a trasformazioni significative. Il messaggio che desidero lasciare è uno di speranza e capacità: la salute è nelle nostre mani, e attraverso la conoscenza, la consapevolezza e l'azione, possiamo plasmare il nostro benessere e aprirci a una vita ricca di potenzialità.

Lasciate che questa conclusione non sia un addio, ma un punto di partenza per un viaggio personale verso la salute, sostenuto dalla conoscenza e dall'ispirazione raccolte in queste pagine. Il percorso verso il benessere è proprio davanti a voi: un passo alla volta, con curiosità e apertura, potete costruire la vostra via verso una vita più sana e appagante.

Giuseppe Di Mauro